Dieta keto

Guía para Principiantes

Contents

Introducción

En primer lugar te agradezco y felicito por comprar el libro que tienes en mano.

La dieta keto es la nueva tendencia en cuanto a alimentación inteligente para perder peso. La razón por la cual ha captado tal atención se debe a su enfoque único. La dieta keto consiste en comer altos contenidos de grasa y bajos contenidos de carbohidratos. La gente siempre se sorprende cuando escucha esto por primera vez porque ¿cómo es posible que aumentar el consumo de grasa nos haga más delgados? Pues es porque las grasas han sido muy estigmatizadas, de ahí que todos creamos que solo ellas nos hacen engordar, cuando en realidad son los carbohidratos y azúcares que consumimos diariamente.

Hay grasas terribles para tu cuerpo y que por tanto debes evitar, pero también hay algunas buenas que ayudan a tu cuerpo a absorber más vitaminas y minerales. Una dieta alta en grasas no solo te ayuda a perder peso, sino también mejora tus capacidades cognitivas, tu colesterol, e incluso te protege de muchas enfermedades.

El propósito de la dieta keto es ofrecerte hábitos alimenticios más naturales para que así sustituyas los alimentos artificiales y engordantes por otros ricos en grasa como la mantequilla, el queso, las nueces y el pescado.

En este libro aprenderás todo sobre la dieta keto: de qué se trata, cómo funciona, cuáles son sus beneficios, cómo seguirla y cómo mantenerte motivado.

Gracias de nuevo por comprar este libro. ¡Espero que lo disfrutes!

Copyright © 2019 LacoBiz - Todos los derechos reservados.

Este documento se orienta a proporcionar información precisa y confiable referente al tópico y asunto tratado. La publicación se vende considerando que el editor no está obligado a prestar servicios de contabilidad, oficialmente permitidos, ni ningún otro servicio calificado. Si necesita orientación, legal o profesional, debe acudir a un profesional experimentado.

- Tomado de una Declaración de Principios aceptada y aprobada, por igual, por el Comité de la Asociación de Abogados Estadounidenses y un Comité de Editores y Asociaciones.

No es legal, de ninguna forma, reproducir, copiar ni transmitir parte alguna de este escrito, ni en formato electrónico ni en formato impreso. Se prohíbe de forma estricta la grabación de esta publicación y no se permite el almacenamiento de este documento sin permiso escrito del editor. Todos los derechos están reservados.

Se declara que la información aquí proporcionada es veraz y coherente, así cualquier responsabilidad, en términos de descuido u otros, por cualquier uso o abuso de toda política u orientación aquí contenida, es única y exclusiva del lector destinatario. Bajo ninguna circunstancia se hará legalmente responsable al editor por ninguna reparación, daños ni pérdidas económicas debidas, directa o indirectamente, a la información aquí contenida.

Los respectivos autores son titulares de todos aquellos derechos de autor no cedidos (expresamente) a la editorial.

La información aquí ofrecida es solo con fines informativos y, como tal, es universal. La presentación de la información se realiza sin contrato ni ningún tipo de garantía

Las marcas registradas se utilizan sin consentimiento alguno y la publicación de dichas marcas se efectúa sin autorización ni respaldo del propietario de la marca. Todas las marcas contenidas en este libro son solo con fines aclaratorios y son propiedad de los mismos propietarios, no están asociadas a este   documento.

Capítulo 1: Principios básicos de la dieta cetogénica

La dieta cetogénica, también llamada keto, es una dieta que hace que tu cuerpo entre en un proceso metabólico natural llamado cetosis, en el que se utiliza principalmente grasa para obtener energía. Esta dieta tiene muchas similitudes con la dieta Atkins y muchas otras bajas en carbohidratos.

La dieta cetogénica puede hacerse descartando la mayoría de azúcares y almidones de tu dieta y comiendo grasas saludables, cantidades moderadas de proteínas y muy bajas de carbohidratos. Con una dieta baja en carbohidratos, tu cuerpo no recibe suficiente glucosa para cumplir con su requerimiento calórico. Esto resulta en una disminución de los niveles de azúcar en sangre, ya que tu cuerpo utiliza glucosa para funcionar. Cuando comes alimentos altos en carbohidratos, tu cuerpo automáticamente produce insulina y glucosa. La insulina se produce para procesar la glucosa que se encuentra en el torrente sanguíneo. El cuerpo convierte fácilmente la glucosa para luego ser usada como energía. Por tanto, se elige sobre todas las demás fuentes de energía.

Cuando el nivel de azúcar en sangre disminuye, el glucógeno almacenado se descompone en glucosa que se disuelve en la sangre para distribuirse por todo el organismo. Sin embargo, cuando las reservas de glucógeno se agotan, tu cuerpo comienza a utilizar la grasa como fuente de energía, y produce cetonas cuando el hígado las procesa. Dado que con una dieta alta en carbohidratos la glucosa se usa como fuente primaria de energía, la grasa no se necesita y se almacena. Esta grasa proviene de los alimentos o de la grasa corporal almacenada. Pero al reducir los carbohidratos, el cuerpo entra en cetosis.

Cuando estás en cetosis, tu cuerpo comienza a ser muy eficiente en quemar grasa para crear energía. La grasa en el hígado la convierte en cetonas, que suministran energía al cerebro. Por otro lado, muchos estudios han demostrado que la dieta keto puede ayudar a perder peso y mejorar la salud. También sirve de ayuda contra la enfermedad de Alzheimer, la epilepsia, el cáncer y la diabetes.

La principal ventaja de la dieta keto es que restaura la capacidad de tu cuerpo para utilizar grasa y glucosa como combustible para satisfacer sus necesidades energéticas o calóricas. Aunque el cuerpo está diseñado para usar ambas, muchas personas carecen de la capacidad de utilizar la grasa para sus necesidades energéticas ya que han consumido una dieta alta en carbohidratos durante la mayor parte de sus vidas. Como resultado tienen dificultades para mantener un peso saludable y un porcentaje de grasa corporal adecuado, lo cual conduce a problemas de salud. Incluso si no tienes sobrepeso, es posible que tengas exceso de grasa visceral, que envuelve órganos como el hígado, el páncreas y los riñones.

Esta flexibilidad para utilizar tanto glucosa como grasa permite que se use la energía almacenada en los adipocitos, viscerales y subcutáneos (grasa localizada bajo la piel y sobre los músculos). A su vez esto reduce el riesgo de enfermedades relacionadas con exceso de grasa, específicamente visceral:

- Diabetes tipo 2

- Enfermedad coronaria/cardíaca

- Cáncer colorrectal

- Cáncer de mama

- Colesterol alto

- Hipertensión

- Síndrome metabólico

- Alzheimer

- Derrame cerebral

- Demencia

Además de disminuir el riesgo de dichas enfermedades, esta flexibilidad ayuda a deshacerte del exceso de grasa y peso de manera manejable. Normalmente, durante y después de perder peso te sentirás menos saciado después de comer la misma comida que comías antes de comenzar el proceso de adelgazamiento.

Adicionalmente, tu apetito podría aumentar para intentar compensar las necesidades de tu cuerpo, especialmente si ha habido privación de comida. No obstante, cuando el cuerpo está en estado de cetosis, las cetonas lo ayudan a controlar las hormonas que disminuyen la saciedad después de las comidas y aumentan el apetito y el hambre. Con esto, perderás peso sin obligar a tu cuerpo a recuperarlo como parte de su respuesta natural cuando cree que está en estado de inanición.

La capacidad de utilizar la glucosa y la grasa para obtener energía evita que experimentes grandes cambios que afectan tu enfoque mental, lo cual te pone hambriento e irritable. Cuando se agota la glucosa, las cetonas están fácilmente disponibles para alimentar el cerebro. Es más, las cetonas estimulan tu cerebro, permitiéndote tener mejor enfoque y concentración.

Por último, la dieta cetogénica se ha utilizado durante mucho tiempo para tratar la epilepsia. Desde la década de 1920 ha sido recomendada para niños con epilepsia no controlada. Únicamente desapareció de la práctica popular cuando aparecieron los anticonvulsivantes. Pero a diferencia de estos, la dieta keto no causa efectos secundarios extremos, como somnolencia, disminución de la concentración, cambios de personalidad y función cerebral reducida.

Información general y tips

La dieta cetogénica estándar (SKD, por sus siglas en inglés) consiste en la ingesta de 70% de grasas saludables, 25% de proteína y 5% de carbohidratos No obstante, estos porcentajes se deben basar en el requerimiento calórico diario único de cada persona. De manera que si necesitas aumentar tu ingesta calórica, podrías aumentar el porcentaje de grasas saludables en tu dieta y tu cuerpo aún sería capaz de lograr la cetosis.

A continuación se presentan otros tipos de dieta cetogénica, modificadas según ciertas necesidades:

Dieta cetogénica dirigida (TKD, por sus siglas en inglés)

La TKD es la recomendada para quienes realizan ejercicio físico. Entre 30 y 60 minutos antes del ejercicio se deben consumir en una comida todos los carbohidratos del día. La idea de este enfoque es utilizar la energía de los carbohidratos antes de que interrumpan la cetosis.

Dieta cetogénica cíclica (CKD, por sus siglas en inglés)

Este enfoque está dirigido a personas que realizan actividades físicas de alto nivel, como atletas y culturistas. Consiste en un ciclo en el que se hace una dieta cetogénica normal, para luego pasar unos pocos días con alto consumo de carbohidratos (9 a 12 veces los carbohidratos de la SKD); a esto comúnmente se le llama carga de carbohidratos. En dicho enfoque se aprovecha la respuesta del cuerpo a los niveles altos de azúcar en sangre, debido a una dieta alta en carbohidratos, almacenándola en los músculos y adipocitos. Teniendo tanto esta abundancia de energía almacenada como la capacidad del cuerpo para utilizar glucosa y grasa, se puede utilizar esta energía para mantener al organismo en funcionamiento durante periodos de intensa actividad física.

Dieta cetogénica alta en proteína

Es un método usado para acostumbrarse a la dieta cetogénica estándar cuando el peso excede los niveles normales. En este enfoque el consumo de proteína en la SKD se incrementa 10%, mientras que el de grasa se reduce 10%. Esto ayuda a las personas obesas a reducir su apetito y su ingesta de alimentos.

Dieta cetogénica restringida

Acá se restringe la ingesta de carbohidratos y calorías para que el cuerpo agote sus reservas de glucógeno y comience a producir cetonas. Se comienza con un ayuno de agua para después pasar a una dieta keto de 600 calorías al día. Este método fue aplicado a un paciente con tumor cerebral. Tras dos meses de dieta, dicho paciente estaba en plena cetosis y no se le encontró tejido tumoral. Dado que las células cancerosas solo pueden alimentarse de glucosa, mueren de hambre mientras el cuerpo se nutre de cetonas.

Sólo la dieta cetogénica alta en proteína y la estándar han sido objeto de estudios exhaustivos. La TKD y la CKD son más avanzadas y solo las hacen atletas y culturistas. Aun cuando hay diferentes variantes de la dieta keto, la estándar ha sido la más investigada; en consecuencia es la que usualmente se recomienda.

La razón por la cual las dietas cetogénicas son efectivas radica en la propiedad funcional de la adaptación a la grasa. Tu cuerpo necesita saber que tiene que obtener energía de las grasas. En este sentido el mayor desafío es mantener al cuerpo programado para este estado, y de manera regular. Para mantener la cetosis, aquí hay algunos consejos a los que debes prestar atención.

Tip 1: Bebe suficiente agua

Para mantener un cuerpo sano debes beber mucha agua. Este es un hecho que todos sabemos porque se nos ha dicho una y otra vez. Sin embargo, también ha resultado ser el consejo más difícil de seguir. El estilo de vida moderno es tan arrollador que olvidamos cosas simples como mantener el cuerpo hidratado y comer a la hora debida. Es buena idea beber alrededor de 4 vasos de agua a primera hora de la mañana, y otros 4 vasos antes del mediodía.

Tip 2: Ayuna de vez en cuando

Como dijimos, nuestros cuerpos no pueden agotar las reservas de grasa porque jamás ayunamos. El cuerpo está preprogramado para ejecutar la cetosis cuando y a medida que pasa hambre. Así que si te resulta difícil entrar o mantenerte en cetosis, ayuna de manera intermitente. Además de reducir la ingesta de alimentos, el ayuno controla el apetito y los antojos, lo cual es crucial para tu plan dietario. Sin embargo, asegúrate de hacer una dieta baja en carbohidratos durante unos días antes de ayunar intermitentemente. La falta repentina de azúcar en el cuerpo puede llevarte a un estado hipoglucémico.

Un día de ayuno puede dividirse en dos fases. La primera va desde la primera comida hasta la última de ese día. Es la fase de crecimiento. La segunda fase es la de depuración, que va desde esa última comida hasta la primera comida del día siguiente. Lo ideal es que la fase de depuración sea más larga que la de crecimiento.

Cada vez que ayunes asegúrate de mantenerte hidratado y de consumir grasas saludables como mantequilla y aceite de coco. Estas adiciones desempeñan un papel fundamental en el aumento de la producción de cetonas y ayudan a mantener un nivel saludable de insulina.

Tip 3: Consume buena sal

Durante la glucólisis, los niveles elevados de insulina afectan el funcionamiento del riñón, de tal manera que el cuerpo retiene sodio. Como resultado se altera el equilibrio sodio-potasio. Por ello a la mayoría de la gente se le aconseja reducir la ingesta de sodio. La dieta keto normaliza los niveles de insulina y hace que el riñón posibilite la excreción de sodio de manera más efectiva.

El cuerpo necesita sodio para funcionar adecuadamente. Al hacer la dieta keto nunca cometas el error de abstenerte de consumir sal. Hay excelentes maneras de incrementar los niveles de sodio, por ejemplo consumir caldo, semillas germinadas de calabaza, pepino como parte de la ensalada para obtener sodio natural, y añadir una pizca de sal a casi todo lo que comes.

Tip 4: Ejercicio

El ejercicio regular puede desempeñar un papel crucial manteniendo la cetosis y evitando la acumulación de glucosa en ciertas partes del organismo. Asimismo permite la activación de moléculas transportadoras de glucosa hacia los músculos y el hígado. Los ejercicios de resistencia ayudan a mantener niveles normales de azúcar en sangre.

Es importante comprender que el ejercicio excesivo puede liberar hormonas del estrés, las cuales aumentan los niveles de azúcar y desestabilizan la cetosis. El ejercicio regular y moderado es ideal para mantenerte en la línea.

Tip 5: Evita el exceso de proteína

La mayoría de los planes de alimentación recomiendan una mayor ingesta de proteínas. Sin embargo, en exceso puede iniciar lo que se denomina gluconeogénesis, que a su vez genera glucosa. Si sientes que tu cuerpo ya no es capaz de mantener el estado de cetosis, observa atentamente la cantidad de proteína que consumes. Podría irte mucho mejor con una ingesta proteica mucho menor.

Tip 6: Elige sabiamente lo que comes

Aunque la dieta keto recomienda una ingesta reducida de carbohidratos, no es buena idea eliminarlos por completo. La inclusión de frutas cítricas y vegetales con almidón si es, por consiguiente, buena idea. En uno de esos días que no estés en cetosis, puedes consumir bayas y papas. Pero si lo estás, asegúrate de evitar completamente la batata y las frutas tipo baya.

Tip 7: Reduce el estrés

El estrés es la causa primordial de la mayoría de tus problemas corporales. De hecho, un aumento en las hormonas del estrés eleva sustancialmente los niveles de azúcar, sacándote así del estado de cetosis. De modo que mantener la cetosis puede ser una tarea ardua si estás atravesando momentos estresantes. Manejar el estrés es un aspecto importante en la dieta keto. Adopta estrategias que mantengan tus niveles de estrés bajo control si deseas que esta dieta funcione. En línea con este objetivo, es esencial dormir diariamente lo suficiente y tener un estilo de vida estable.

¿Quiénes deben seguir esta dieta?

Según la opinión popular la dieta keto sirve solo para perder peso, pero realmente hace mucho más. En esta sección veremos quiénes la deben seguir.

Pacientes Epilépticos

La dieta cetogénica fue desarrollada originalmente a principios del siglo XX como medio para controlar las convulsiones en los niños. Los médicos descubrieron que una dieta alta en grasas ayudaba a imitar la respuesta metabólica del ayuno, el cual por mucho tiempo había sido un tratamiento para la epilepsia. Al comenzar a alimentar a los niños epilépticos con una dieta en la que 90% de las calorías provenían de la grasa, encontraron una marcada reducción de las convulsiones. La mitad de los niños alimentados con una dieta cetogénica tuvieron menos ataques, y en aproximadamente uno de cada siete desaparecieron totalmente.

Algunos estudios sugieren que las cetonas creadas por la dieta keto son la razón de su éxito en el tratamiento de la epilepsia. Otros creen que lo es el agotamiento de la glucosa. Cualquiera sea la razón, ha demostrado ser eficaz cuando falla la medicación.

Especialmente cuando se usa para tratar las convulsiones, la dieta cetogénica es muy intensa y altamente controlada, por lo que para los niños puede ser difícil de seguir. Usualmente los doctores solo la recomiendan tras múltiples rondas de fármacos fallidas. Sin embargo, muchos de los niños epilépticos que se someten a la dieta keto durante dos años o más experimentan una reducción o eliminación de las convulsiones, inclusive después que dejan de cumplirla. No parece tener el mismo efecto en adolescentes y adultos epilépticos, posiblemente debido a lo muy estricto y difícil de seguir. Pero podrían tratarse con ella siempre y cuando estén dispuestos a cumplirla al pie de la letra.

La dieta cetogénica para la epilepsia es más estricta que la keto que muchas personas siguen para mejorar la salud. En lugar de 70% de grasa, requiere 90%. Los posibles efectos secundarios son retraso en el crecimiento, constipación, cálculos renales, pérdida de peso y huesos más débiles. Si dichos efectos se vuelven inllevables, en su lugar se puede implementar una dieta menos intensa pero posiblemente menos efectiva, como la Atkins modificada.

Cuando un paciente epiléptico está comenzando la dieta keto, quizá deba pasar unos días en el hospital para monitorear los posibles efectos. Se requerirá una estrecha supervisión médica, un diario de comida en acuerdo con un dietista, y que sea evaluado de uno a tres meses. Se requiere la hiper-vigilancia de carbohidratos, ya que pueden aparecer en lugares muy inesperados. Por ejemplo la mayoría de cremas dentales y enjuagues bucales contiene carbohidratos.

Los padres que ponen a sus hijos epilépticos a hacer una dieta keto tendrán que hacer cambios sustanciales en el estilo de vida. Deberán ser capaces de aplicar la dieta de una manera que al niño no le parezca "injusta". Estos niños podrían sentirse excluidos al ver a sus hermanitos disfrutar de dulces. Todos los cuidadores, incluyendo las niñeras, los maestros y otros miembros de la familia deberán estar al tanto de la dieta estricta. Los parientes que perjudiquen al niño dándole golosinas en las reuniones familiares deberán entender qué tan delicada es la dieta, ya que un simple paso en falso o "trampa" puede provocar convulsiones. Algunas ideas creativas para manejar estas situaciones difíciles incluyen ofrecerles juguetes, paseos divertidos o ver televisión, en vez de chucherías. Una vez antes de Halloween, el padre de un niño epiléptico que cumplía la dieta cetogénica envió una carta a todos sus vecinos explicándoles por qué su hijo no podía comer dulces; junto a cada carta había un juguete para que se lo diesen a su hijo cuando tocase sus puertas. La conmovedora carta se volvió viral.

Cuando un profesional de la medicina aconseja abandonar la dieta cetogénica por otra más tradicional que incluya más carbohidratos y proteínas, la transición deberá realizarse de forma gradual. Los cuerpos de los niños, en especial, se adaptan bastante a la dieta keto, de modo que les podría resultar difícil acostumbrarse a los nuevos cambios metabólicos.

Diabéticos tipo 1

A diferencia de la diabetes tipo 2, la diabetes tipo 1 es en realidad una enfermedad autoinmune en la que el sistema inmunológico ataca el páncreas y destruye las células beta que detectan el azúcar en sangre y crean insulina. Como resultado, las células del cuerpo son incapaces de absorber glucosa, y el azúcar en sangre puede llegar a niveles peligrosamente altos. Los diabéticos tipo 1 generalmente deben inyectarse insulina y monitorear constantemente sus niveles de azúcar para asegurarse de que estén dentro de un rango normal. La mitad de los diabéticos son diagnosticados después de los 30 años, y muchos en la niñez.

Las personas con diabetes tipo 1 pueden experimentar muchas complicaciones, posiblemente como resultado de la disfunción autoinmune y no de la deficiencia de insulina. La hipertensión y los niveles altos de azúcar pueden provocar daños oculares, como retinopatía diabética, daño nervioso y renal y enfermedades cardíacas. Tratar exitosamente la diabetes tipo 1 no solo consiste en regular el azúcar en sangre y los niveles de insulina, también hay que abordar los problemas autoinmunes que pueden causar otras complicaciones.

El estilo de vida es el factor más importante en el manejo de la diabetes tipo 1. Evitar el azúcar, ejercitarse con regularidad, ser diligente con las inyecciones de insulina y ser consciente de los síntomas de los problemas inminentes son de vital importancia. Disminuir el azúcar en sangre, y así la necesidad de insulina, puede ser muy eficaz para controlar la enfermedad.

La dieta cetogénica puede ser una forma poderosa de reducir el azúcar en sangre en diabéticos tipo 1. Muchos han podido reducir su necesidad de insulina hasta en más 80%. Pero para ello deben estar absolutamente comprometidos con la dieta.

No se permiten trampas, ya que una sola *comida trampa* podría poner al organismo en un estado peligroso y potencialmente mortal conocido como *ketoacidosis*. Esto ocurre cuando las cetonas se acumulan en la sangre, haciéndola más ácida.

Las cetonas, presentes naturalmente en la dieta keto, pueden acumularse hasta niveles peligrosamente altos al reaccionar con el azúcar en sangre. Los diabéticos que hagan esta dieta deben observar atentamente sus niveles de cetona y glucosa y estar bajo la cuidadosa supervisión de un médico.

Los diabéticos tipo 1 quizá deban seguir una versión modificada de la dieta cetogénica, una mucho más controlada pero más adecuada a su enfermedad.

Diabéticos tipo 2

La diabetes tipo 2, también conocida como diabetes del adulto, es a menudo el resultado de malas elecciones en el estilo de vida que conducen a niveles crónicamente elevados de azúcar en sangre, lo que lleva a la resistencia a la insulina. Mientras que la diabetes tipo 1 es causada por la incapacidad del cuerpo para crear insulina, la tipo 2 se debe a que el organismo es incapaz de usar dicha hormona. Las malas decisiones en el estilo de vida están causando que cada vez más niños sean diagnosticados de diabetes tipo 2, algo inaudito en épocas pasadas en menores de 50 años.

Dieta, ejercicio y estrecha vigilancia de los niveles de insulina son clave para controlar la diabetes tipo 2. Una reforma del estilo de vida ha llevado a algunos a revertir completamente los síntomas y a no necesitar más medicación. El beneficio más obvio es que el bajo nivel de azúcar en sangre les hace menos dependientes de la insulina.

El enigma al aplicar la dieta cetogénica a diabéticos tipo 2 es que muchos tienen sobrepeso u obesidad, así que una dieta alta en grasas parece ser contradictorio. Después de todo, la grasa es una fuente de calorías mucho más concentrada que los carbohidratos o las proteínas, por lo que conduciría a ganar peso y exacerbar los problemas de salud de la persona. Pero en realidad todo esto es un mito basado en un malentendido de las calorías y la compleja química del metabolismo. El hecho es que no todas las calorías son iguales, y las grasas saludables, a diferencia de los carbohidratos, pueden disminuir tu apetito, y así terminar consumiendo menos calorías. Además, la disminución de la producción de grelina (hormona del hambre) y el aumento de la producción de leptina y amilina (hormonas de la saciedad), generadas por la cetosis, restringen aún más la ingesta de calorías.

Al igual que los diabéticos tipo 1, las personas con diabetes tipo 2 están en riesgo de desarrollar ketoacidosis. Por ende es indispensable monitorear constantemente los niveles de azúcar y cetonas, así como contar con supervisión médica.

Pacientes de Alzheimer en etapa inicial

Actualmente una de las mayores preocupaciones en materia de salud es el riesgo de desarrollar la enfermedad de Alzheimer, la cual parece tener un componente genético y estar vinculada al estilo de vida. Algunos investigadores la han llamado diabetes tipo 3 por su conexión con la resistencia a la insulina y la acumulación de glucosa en el cerebro.

Pruebas con animales y humanos indican que la dieta cetogénica es eficaz en restablecer el metabolismo cerebral en personas con enfermedad de

Alzheimer en etapa inicial. Reduce e incluso puede eliminar la acumulación de glucosa no absorbida que lleva a la muerte celular, al tiempo que proporciona al cerebro energía superior proporcionada por las cetonas. Éstas, además, proporcionan todos los nutrientes necesarios para una función cerebral óptima. En niveles óptimos no se acumulan en el torrente sanguíneo, lo que lleva a la formación de peligrosas placas y ovillos que causan neurodegeneración.

Todavía no hay indicios de que la dieta keto pueda revertir el Alzheimer una vez haya comenzado. Sin embargo, los resultados hasta ahora son prometedores. Las investigaciones realizadas durante las últimas décadas han revelado que el cerebro tiene un alto nivel de plasticidad, lo que significa que las neuronas son capaces de regenerarse, crecer y adaptarse a las necesidades cambiantes. Las cetonas pueden aprovechar esa plasticidad para ayudar a detener en seco el Alzheimer. Futuras investigaciones sobre el tratamiento de esta enfermedad se centrarán en gran medida en las cetonas.

Las personas diagnosticadas con Alzheimer generalmente son mayores de 60 años, así que implementar los cambios requeridos por la dieta puede ser difícil. Se requerirá del compromiso de todos los cuidadores. Adicionalmente, mantener todo lo posible el estilo de vida de la persona es visto como una piedra angular en el cuidado de alguien con Alzheimer, ya que la consistencia y la normalidad pueden ayudar a enfrentar los desafíos emocionales típicos de estos pacientes.

Las personas en riesgo de desarrollar Alzheimer debido a una resistencia a la insulina preexistente, o a factores genéticos o ambientales, podrían beneficiarse de la dieta cetogénica. La keto también puede evitar una de las características de esta enfermedad: el deterioro cerebral.

Pacientes con Parkinson

La enfermedad de Parkinson es un trastorno neurodegenerativo causado por niveles anormales de la hormona dopamina. Las neuronas que producen dopamina mueren y la ausencia de esta última ocasiona los temblores característicos de las personas con Parkinson. Éstos asimismo lidian con problemas de depresión, falta de claridad y memoria, y pérdida de la función física. Para esta enfermedad, que empeora con el tiempo, hay medicamentos que ayudan a manejar los síntomas, pero no hay cura.

Se cree que la causa de la muerte de las neuronas creadoras de dopamina es una disfunción en las mitocondrias. Las cetonas protegen y mejoran las mitocondrias, por lo que desde esta perspectiva se puede afirmar que ayudan a tratar a los pacientes de Parkinson. Estudios preliminares con animales han demostrado que la dieta keto puede mejorar la función mitocondrial. Por su parte un estudio preliminar en humanos demostró que un mes con keto disminuye los temblores, eleva el ánimo, mejora el andar y aumenta la energía.

Generalmente son personas mayores las que padecen Parkinson, por lo que al igual que con los pacientes de Alzheimer, la implementación de la dieta keto y sus cambios radicales en el estilo de vida puede ser bastante difícil para ellos. Aquellos que participaron en las pruebas preliminares tuvieron problemas para continuar con la dieta, otros abandonaron, a pesar del potencial como tratamiento. Una transición gradual a la dieta cetogénica puede ser útil para cumplirla como es debido.

Enfermos de cáncer

Además de buscar nuevos medicamentos para combatir el cáncer, gran parte de la investigación se está enfocando en los efectos de la dieta y el estilo de vida como suplementos de los tratamientos tradicionales. El jugo de vegetales y una dieta exclusivamente orgánica han ayudado a muchos pacientes con cáncer a recuperarse. Nuevas investigaciones se centran en el potencial de la keto en la cura contra el cáncer.

Una de las formas en que la dieta cetogénica puede beneficiar a los pacientes con cáncer es a través de la casi total eliminación del azúcar. El azúcar es básicamente lo que las células cancerosas necesitan para desarrollarse; existe una correlación directa entre el consumo de azúcar y el desarrollo de tumores. Al cambiar la fuente de energía del organismo de glucosa a cetonas, los tumores se quedan sin alimento y pueden encogerse.

Además, los beneficios al metabolismo mitocondrial pueden mejorar las respuestas de las células sanas y generar apoptosis, el método del cuerpo para destruir intencionalmente las células cancerosas. Los estudios muestran que una dieta cetogénica aumenta el estrés oxidativo en las mitocondrias de las células cancerosas, haciéndolas más sensibles a la quimioterapia y a otros tratamientos tradicionales. Mientras tanto, las mitocondrias de las células sanas mejoran, haciéndolas menos propensas a los efectos nocivos de los tratamientos.

Los enfermos con cáncer que deseen adoptar la dieta keto deben consultar a un oncólogo entendido en cómo esta dieta puede ayudar con ese tipo de cáncer en particular.

Pacientes con SOP

El síndrome de ovario poliquístico, o SOP, es una disfunción metabólica que está estrechamente relacionada con la resistencia a la insulina. Conduce a problemas como la infertilidad, el acné, la dismenorrea (períodos abundantes que tienen calambres intensos), la amenorrea (falta de períodos) y el hirsutismo (crecimiento irregular del vello en todo el cuerpo). Mientras que los ovarios generalmente liberan un óvulo cada 28 días, en las mujeres con SOP, los óvulos permanecen en los ovarios y se convierten en quistes. Con el tiempo, los quistes se acumulan en ambos ovarios hasta que hay docenas o incluso cientos. Muchas mujeres con PCOS tratan sus síntomas con medicamentos, pero la enfermedad también puede controlarse y, a veces, revertirse con la dieta.

Los niveles consistentemente altos de azúcar en la sangre causan resistencia a la insulina. El primer paso para tratar el PCOS a través de la dieta es eliminar el azúcar, y luego reducir y eliminar todos los otros carbohidratos, también. SOP también está fuertemente correlacionado con la obesidad; algunas mujeres desarrollan PCOS y se vuelven obesas debido a las interrupciones hormonales intensas, mientras que algunas mujeres obesas son más propensas a desarrollar PCOS. Otro paso hacia el tratamiento de la enfermedad con la dieta es perder peso. Debido a que el aumento de peso tiende a ser al menos en parte hormonal, el equilibrio de las hormonas es crucial.

El síndrome de ovario poliquístico (SOP) es una disfunción metabólica estrechamente relacionada con la resistencia a la insulina. Conduce a problemas de infertilidad, acné, dismenorrea (menstruación dolorosa), amenorrea (ausencia de menstruación) e hirsutismo (desarrollo excesivo de vello). Normalmente los ovarios liberan un óvulo cada 28 días; pero en las mujeres con SOP, los óvulos permanecen en los ovarios y se convierten en quistes. Con el tiempo, los quistes se acumulan en ambos ovarios hasta haber docenas o incluso cientos. Muchas mujeres con SOP tratan sus síntomas con medicamentos, pero la enfermedad también puede manejarse y a veces revertirse con la dieta.

Niveles consistentemente altos de azúcar en sangre causan resistencia a la insulina. El primer paso para tratar el SOP a través de la dieta es eliminar el azúcar, y luego reducir y eliminar todos los demás carbohidratos. El SOP también está fuertemente correlacionado con la obesidad; algunas mujeres lo desarrollan y se vuelven obesas debido a las intensas alteraciones hormonales; mientras que algunas mujeres obesas son más propensas a desarrollar SOP. Otro paso en el tratamiento de la enfermedad con la dieta es perder peso. Debido a que el aumento de peso es, al menos en parte, hormonal, equilibrar las hormonas es crucial.

Personas con autismo

El autismo es un trastorno neurológico que ha ido en aumento, particularmente en los Estados Unidos. Su rasgo característico es discapacidad en la interacción social y en el desarrollo cognitivo y lingüístico. Sus causas parecen ser variadas e incluyen factores genéticos y ambientales. El aumento de la prevalencia ha causado preocupación en muchos padres tocante a las posibles causas del autismo. Algunos hasta han rechazado vacunas salvavidas debido a dicha preocupación.

El tratamiento generalmente se enfoca en modificar el comportamiento con intensa terapia. No se conoce cura para el autismo. Es una condición de por vida y muchos adultos autistas deben ser atendidos a tiempo completo por un familiar, o vivir en un centro de atención. El éxito de la dieta cetogénica en el tratamiento de desórdenes neurológicos ha llevado a especular sobre si podría beneficiar a personas con autismo. En estudios clínicos muchas dietas se han aplicado a niños con trastornos del espectro autístico, pero los beneficios parecen ser mínimos. Sin embargo, la dieta keto parece ser muy prometedora y ya ha ayudado a niños autistas en algunos ensayos clínicos.

No es inusual que los autistas sufran convulsiones. Ya hemos hablado de las bondades de la dieta cetogénica en el tratamiento de la epilepsia. De hecho esta dieta puede disminuir la actividad epiléptica en autistas que padezcan convulsiones.

Las personas con autismo tienden a mostrar comportamientos repetitivos conocidos como *autoestimulatorios*. Ratones con características autísticas que fueron alimentados con una dieta cetogénica, revirtieron los síntomas y se comportaron normalmente. En ensayos clínicos, niños autistas alimentados con la keto experimentaron una notable mejoría en estos comportamientos y en su actividad social.

El autismo también tiene efectos sobre la cognición. Aunque algunas formas de autismo, como el síndrome de Asperger, pueden aumentar la agudeza mental, a menudo hay falta de función ejecutiva, lo cual inhibe la capacidad de interconectar ideas. Se sabe que la dieta cetogénica mejora el proceso cognitivo de las personas con autismo. Esto puede deberse a que aumenta los niveles de adenosina, neurotransmisor que induce el sueño y reduce el comportamiento ansioso.

Personas con trastornos del humor y enfermedad mental

La típica dieta occidental, alta en alimentos procesados, azúcares y otros carbohidratos, desencadena procesos biológicos que provocan trastornos del ánimo como depresión y ansiedad. El azúcar es posiblemente la sustancia más adictiva del planeta, por lo que no es de extrañar que cause problemas del estado de ánimo. Muchos confían en los antidepresivos y otros medicamentos para tratar dichos trastornos, pese a que podrían hacerlo de forma natural. Eliminar el azúcar es básico; y seguir la dieta keto puede mejorar dramáticamente el estado de ánimo.

Asimismo, los procesos neurológicos estimulados por la dieta cetogénica pueden tratar enfermedades mentales más graves, como la bipolaridad y la esquizofrenia. Aunque es improbable la cura de estas enfermedades haciendo esta dieta, puede ayudar a manejar los síntomas.

Es importante recordar que los trastornos del humor y las enfermedades mentales son multifacéticos y pueden desencadenarse por eventos estresantes y otros factores ambientales. También parecen tener una causa genética. Aun cuando la keto mejora la química del cerebro, no puede resolver esos otros factores que contribuyen a las enfermedades mentales y trastornos del ánimo.

Depresión

A diferencia de la tristeza, que es una emoción normal que todos experimentan, la depresión es una condición clínica en la que persiste un bajo estado de ánimo durante semanas, meses e incluso años. El resultado es una muy baja calidad de vida para la persona deprimida y para su familia.

Existen numerosos estudios de caso que, quizá basados en evidencias y datos científicos, respaldan la idea de que la keto ayuda a tratar la depresión. Una causa de la depresión es la neurotoxicidad estimulada por desequilibrios de los neurotransmisores GABA y glutamato. Las cetonas pueden mejorar dicho equilibrio, mitigando así algunas de las causas químicas de la depresión.

Además, la depresión y la inflamación están fuertemente vinculadas. Las condiciones como el *síndrome de intestino que gotea*, que es cada vez más frecuente entre los occidentales que consumen una dieta rica en carbohidratos, diezman el microbioma intestinal, responsable de gran parte de las hormonas que produce el cuerpo. Esto por si solo puede generar desequilibrios químicos asociados con la depresión. Dicho síndrome y un microbioma no óptimo también contribuyen a la inflamación, la cual igualmente puede causar o empeorar la depresión. La dieta keto elimina los alimentos que ocasionan problemas intestinales, por lo que es ideal para tratar algunas de las causas de la depresión.

La dieta cetogénica es solo uno de los recursos para superar la depresión, y no es un sustituto del apoyo psicológico.

Ansiedad

Aunque algo de estrés es beneficioso y necesario para el funcionamiento diario, la ansiedad es un exceso de estrés que dificulta que una persona complete las tareas que necesita hacer y además reduce la calidad de vida en general. El aumento de hormonas del estrés, como cortisol y adrenalina, puede causar eventos estresantes que afectan los procesos metabólicos del individuo. Además de la depresión, los trastornos relacionados con la ansiedad están en aumento, especialmente en niños, de quienes constantemente se espera alcancen metas cada vez más altas. Se sabe que la dieta rica en azúcar adoptada por muchos occidentales contribuye a la ansiedad y también provoca la liberación de cortisol y adrenalina. Eliminar el azúcar y hacer ejercicio regularmente son importantes para reducir los niveles de hormonas del estrés. La dieta cetogénica también puede ayudar a estabilizar los procesos metabólicos que conducen a la ansiedad y revertir el daño causado por ella.

Al igual que con la depresión, hay numerosos estudios de casos de personas que sufrieron ansiedad y experimentaron un alivio sustancial al seguir la dieta keto. Esto es posible porque los procesos metabólicos del cerebro se transforman a través de la producción y quema de cetonas para obtener energía en lugar de usar azúcar.

Esquizofrenia

La esquizofrenia es una enfermedad mental poco frecuente pero grave, en la cual se experimentan como reales hechos imaginarios. Por lo general, quienes la padecen sufren alucinaciones que no se limitan a lo visual, sino que incluyen lo auditivo (las *voces* asociadas con la esquizofrenia) y lo táctil, como picazón. Las causas exactas no se conocen, pero parecen ser factores genéticos y ambientales. El tratamiento para la esquizofrenia comprende terapia conductual y fuertes regímenes de medicación.

Los esquizofrénicos corren alto riesgo de suicidio y también de dañar a otros. Muchos necesitan atención permanente durante toda su vida. En pruebas de laboratorio, ratones cuyos cerebros fueron inducidos a tener la misma estructura química que un cerebro esquizofrénico y que además tenían las conductas correspondientes, fueron alimentados con una dieta cetogénica. Tras tres semanas, algunos de sus procesos mentales se volvieron completamente normales. Si bien actualmente no hay datos que respalden el tratamiento de personas esquizofrénicas con dicha dieta, ciertamente promete.

Trastorno bipolar

La bipolaridad es una enfermedad mental grave caracterizada por la alternancia de períodos de depresión y manía. Los períodos maníacos intensos pueden hacer que la persona se aleje por completo de la realidad y se involucre en conductas riesgosas que normalmente no consideraría. Hay una alta tasa de suicidio y otras conductas dañinas asociadas al trastorno bipolar; y pese a que algunos bipolares pueden vivir independientemente, otros precisan atención de por vida.

Muchos medicamentos para la bipolaridad también se usan para la epilepsia. A causa del éxito de la dieta keto en el tratamiento de la epilepsia, los investigadores se han interesado en descubrir si también puede tratar la bipolaridad. La evidencia científica indica que sí. Los medicamentos anticonvulsivos que reducen la cantidad de sodio del área extracelular son los únicos efectivos para tratar el desorden bipolar. La dieta cetogénica logra lo mismo.

El sodio es responsable de muchos de los procesos metabólicos cerebrales, ya que es necesario un óptimo equilibrio de sodio y potasio para garantizar una correcta función eléctrica que permita la comunicación interneuronal. Niveles desequilibrados de sodio pueden causar problemas en el funcionamiento neuronal, lo cual desencadena los episodios psicóticos asociados a la bipolaridad. Esta es la razón por la que la medicación para el trastorno bipolar tiene como objetivo estabilizar el sodio del cerebro.

Al ayudar al cerebro a mantener niveles óptimos de sodio, tanto dentro como fuera de las neuronas, la dieta cetogénica puede lograr el mismo efecto que la medicación para la bipolaridad.

Personas con parálisis cerebral

La parálisis cerebral es una condición neurológica generalmente causada por falta de oxígeno durante el parto o durante los primeros cinco años de vida. El daño cerebral causado por la falta de oxígeno puede generar convulsiones, falta de coordinación, espasmos musculares, dificultad con la percepción de la profundidad, dificultades del habla y problemas de audición y visión. No existe cura para la parálisis cerebral, pero una dieta cetogénica puede ser parte del tratamiento para mejorar la calidad de vida de las personas que la padecen.

La keto puede ser enormemente efectiva para tratar las convulsiones asociadas a la parálisis cerebral. Pero es menester investigar más sobre cómo puede ayudar en otros aspectos de esa condición neurológica, como el daño cerebral y los espasmos musculares, para así ver qué tan beneficiosa es como tratamiento principal.

Personas que quieren perder peso

La química del cuerpo, no la aritmética de *calorías que entran versus calorías que salen*, es lo que determina si las personas ganan o pierden peso. Consumir carbohidratos produce más secreción de insulina, la cual activa las hormonas productoras de grasa. Cada vez más investigaciones concluyen que la insulina está directamente relacionada con el aumento de peso. A menos que quemes inmediatamente los azúcares que consumes, se almacenarán como grasa. Esto ocurre independientemente de si comes alimentos *dietéticos* o no. La clave para perder peso no es restringir las calorías, sino disminuir los niveles de insulina.

Las personas que siguen la dieta cetogénica a menudo descubren que pierden peso sin tener que restringir las calorías. Sienten menos hambre, tienen un apetito mucho más estable y están más satisfechos después de comer. Si el azúcar deja de ser la fuente principal de combustible, lo será la grasa.

Algunos médicos han sugerido que quienes hacen la dieta keto inmediatamente comienzan a perder agua en lugar de grasa. No obstante, esta afirmación vuelve a la falacia de que el cuerpo necesita carbohidratos para obtener energía en forma de glucosa. La dieta cetogénica lleva al cuerpo a responder como si estuviera en ayuno, a saber quemando grasa a un ritmo acelerado.

Personas con hígado graso

El hígado es un órgano que forma parte del sistema digestivo. Filtra toxinas, sintetiza enzimas y otros químicos necesarios para la digestión, descompone los carbohidratos e incluso participa en la coagulación de la sangre. Es un órgano muy importante y mantenerlo saludable es vital. La enfermedad hepática grasa es la primera de una progresión de problemas hepáticos. Un tipo de hígado graso es causado por el consumo de alcohol; otro tipo está relacionado con la genética, la obesidad, el colesterol y el consumo de carbohidratos. Los síntomas incluyen fatiga, pérdida de peso, náuseas, confusión, falta de claridad y debilidad general. De no tratarse podría convertirse en cirrosis o cicatrización del hígado. La cirrosis es una enfermedad grave que provoca la acumulación de líquidos en todo el cuerpo, atrofia de los músculos, sangrado interno, insuficiencia hepática e ictericia.

Mientras que la enfermedad hepática inducida por el alcohol se trata absteniéndose completamente de alcohol, la esteatohepatitis no alcohólica (EHNA) puede tratarse con dieta. Parece ser contradictorio adoptar una dieta alta en grasas para tratar una enfermedad caracterizada por la acumulación de grasa en el hígado; pero en realidad los culpables de la EHNA suelen ser los carbohidratos. Personas con esta enfermedad que adoptan la dieta cetogénica han conseguido disminuir la grasa hepática y una mejor función del hígado en términos generales.

Si padeces EHNA y deseas hacer la dieta keto, informarle a tu médico, quien podría recomendar pruebas frecuentes para monitorear el impacto de la dieta sobre el hígado.

Personas con acné

El acné es una afección de la piel producto de un desequilibrio hormonal, especialmente de la insulina y el cortisol. La insulina provoca la creación de nuevas células de la piel y hace que se adhieran entre sí, lo que puede provocar brotes. También estimula la producción de sebo, que es un tipo de aceite producido por la piel, y testosterona, también causante de acné.

Se ha demostrado que reducir drásticamente los niveles de insulina siguiendo la dieta cetogénica ayuda considerablemente a las personas con acné. La idea de iniciar una dieta alta en grasas para disminuir la grasa de la piel parece ilógica; pero de nuevo, todo es cuestión de la compleja química y metabolismo del cuerpo.

Muchos han descubierto que cuando comienzan la dieta keto por primera vez, su acné empeora. Sin embargo, esto suele deberse a que los niveles hormonales se están estabilizando y la inflamación está cediendo.

Aproximadamente un mes después, la piel comienza a sanar y, con el tiempo, hasta las cicatrices comienzan a desaparecer.

Personas con TDA, TDAH y disfunción ejecutiva

El trastorno por déficit de atención (TDA) y el trastorno por déficit de atención con hiperactividad (TDAH) hacen que muchos niños y adultos tengan dificultades para concentrarse y mantenerse en una tarea. Mientras que algunos piensan que estos individuos simplemente no están dispuestos a quedarse quietos y callados, en realidad tiene que ver con procesos neurológicos, neurotransmisores y demás aspectos de la química cerebral. A menudo se los trata con medicamentos, aunque algunas personas prescinden de estos y optan por cambios en el estilo de vida. Los trastornos de la función ejecutiva son comunes en personas con TDA y TDAH. Piensa en todas las funciones que debe desempeñar un ejecutivo en una oficina: delegar tareas a los empleados, organizar una apretada agenda, coordinar reuniones, supervisar varios departamentos, etc. Imagina una oficina sin un ejecutivo, donde todo funciona pero sin coordinación. A eso se parece un trastorno de la función ejecutiva. Las personas que lo padecen saben lo que deben hacer, lo que no saben es cómo.

La dieta cetogénica puede ser de beneficio para quienes luchan con estos trastornos. Los padres de niños con estos desordenes generalmente restringen la ingesta de azúcar, ya que puede aumentar los síntomas. Los alimentos integrales sin conservantes pueden ayudar a disminuir los síntomas, al igual que comer muchas grasas saludables. Si bien no se han hecho muchos ensayos clínicos respecto al efecto de la dieta cetogénica sobre el TDA, el TDAH y los trastornos de la función ejecutiva, hay numerosos estudios de casos que sugieren que puede ser muy útil.

Personas con historial de desórdenes alimenticios

Los trastornos alimenticios no son principalmente problemas físicos sino psiquiátricos. Tienden a tener raíces profundas en la autoimagen, la autoestima, la autoconfianza y el bienestar social. El más común de estos desórdenes es la anorexia, una condición en la que se tiene un miedo irracional a ganar peso y en la que uno se ve a sí mismo más grande de lo que es. Los anoréxicos pasan hambre, y por consiguiente son de muy bajo peso debido a las severas deficiencias nutricionales. Si no se tratan, pueden morir. Suelen tenerle un miedo profundo a la grasa, aunque en general el aumento de peso es más consecuencia de los carbohidratos. Debido a que los anoréxicos están en estado de inanición (a diferencia del ayuno), ansían dulces y pueden atiborrarse de carbohidratos sin grasa. Una dieta alta en grasas que promueva la pérdida de peso, como la keto, no es buena idea para alguien que ha estado luchando contra la anorexia.

Otro trastorno alimentario común es la bulimia, una condición en la que se come en exceso para luego vomitar o laxarse y así deshacerse de las calorías consumidas. La severa inestabilidad en los bulímicos hace a la dieta cetogénica potencialmente peligrosa. Sin embargo, hecha bajo la cuidadosa supervisión de un médico y un psiquiatra, la dieta keto podría ser realmente curativa para la mente y cuerpo de estos pacientes. La keto sería parte de un tratamiento integral, no un sustituto de la purga.

Personas con problemas de vesícula biliar

Las personas sin vesícula o con problemas de vesícula deben evitar la dieta cetogénica a causa de sus dificultades para procesar las grasas. La vesícula biliar almacena la bilis, un químico que ayuda a descomponer las grasas en los intestinos. Sin la bilis la grasa no puede absorberse y se produce deficiencia nutricional. Además, la dieta keto puede originar cálculos biliares, que exacerban los problemas de vesícula existentes.

Sin embargo, bajo una estricta supervisión médica, las personas con problemas de vesícula pueden tomar medidas que les permitan cumplir exitosamente la dieta keto. Consumir alimentos que estimulen la producción de bilis y de ácido estomacal, como jengibre, apio, pepino, vinagre de manzana, alcachofa, espárragos y diente de león, puede subsanar algunos problemas de absorción de grasas. Beber abundante agua (cuatro vasos a primera hora de la mañana y otros cuatro antes del almuerzo) es esencial. Serán muchas las idas al baño, así que quien sufre de la vesícula tendrá que decidir si su estilo de vida será impedimento para hacer la keto.

Personas operadas de cirugía bariátrica

Después de una cirugía estomacal modificatoria, como un bypass gástrico, la dieta cetogénica puede resultar desafiante. Personas que se han sometido a una cirugía bariátrica por lo general han luchado contra la obesidad mórbida durante gran parte de sus vidas y han pasado demasiado tiempo probando diferentes dietas en el intento de perder peso. El problema es que pierden peso con la misma eficacia con que lo vuelven a ganar.

Aunque la dieta keto hace perder peso, no es primordialmente una herramienta para ello. Cuando quienes han hecho esta dieta vuelven a comer cantidades moderadas de carbohidratos, tienden a recuperar parte del peso perdido. Para alguien que se haya sometido a una cirugía bariátrica, estos altibajos de peso pueden ser desmoralizantes, especialmente por el gran esfuerzo invertido en la cirugía.

Lo mejor es que estas personas hagan una dieta keto modificada que permita un alto consumo de proteínas en lugar de un elevado consumo de grasas. Si te has sometido a una cirugía bariátrica, consulta con tu médico acerca de cómo puedes entrar y permanecer en cetosis sin experimentar altibajos de peso.

Personas con problemas renales

Si bien es improbable que la dieta cetogénica cause efectos perjudiciales en personas sin problemas renales, para aquellos que si los tienen existen posibles complicaciones. Los riñones son los órganos que filtran la sangre y remueven toxinas y otros productos de desecho que se excretan por la orina. Solo necesitas un riñón para vivir, pero las personas con antecedentes de problemas renales suelen presentar inconvenientes con ambos.

Las dietas altas en proteínas pueden afectar los riñones haciéndolos trabajar más para excretar el exceso de calcio, potasio, sodio y subproductos de las proteínas metabolizantes. El proceso de la cetosis puede hacer que se formen cálculos renales y también que la sangre se vuelva más ácida, llevando a las personas con una afección renal a potenciales complicaciones. Los problemas renales no tratados pueden requerir diálisis, largo y duro procedimiento que filtra la sangre artificialmente varias veces por semana.

Si tienes problemas renales pero deseas seguir la dieta keto, consulta con tu doctor y cambia tu dieta únicamente bajo su supervisión. Puede que necesites ser monitoreado y evaluado frecuentemente para tener certeza de que la dieta no esté dañando tus riñones.

Personas con bajo peso

Aunque la obesidad es la causa principal de muchas enfermedades crónicas y está alcanzando proporciones epidémicas, muchas personas tienen bajo peso. Esto puede deberse a problemas metabólicos como hipertiroidismo, a un intenso régimen de ejercicios o a una insuficiente ingesta nutricional. También podría haber serios problemas de salud subyacentes, especialmente cuando una persona con un peso normal comienza a adelgazar sin haber hecho cambios en su modo de vida. El adelgazamiento repentino puede ser indicativo de problemas graves como diabetes o cáncer.

Es sabido que la dieta cetogénica induce a la pérdida de peso, así que aun cuando es bastante más saludable que muchas otras dietas, podría tener efectos negativos en personas con bajo peso. Si estás bajo de peso y deseas comenzar la keto por sus beneficios para la salud, habla con tu doctor. Él o ella podría recomendarte adoptar una dieta keto modificada, que incluiría más carbohidratos y proteínas para ayudarte a subir de peso mientras comes alimentos que induzcan la cetosis.

Personas que deben evitar la dieta cetogénica

Si estás bajo medicación, o amamantando o con alguna enfermedad degenerativa, acude a un doctor entendido en la dieta cetogénica. Tu salud podría agravarse debido a tu condición. El único propósito de la dieta keto es mejorar tu salud. Es mejor consultar con tu médico y estar seguro, que pecar por omisión.

Capítulo 2: Entendiendo la dieta keto

Para entender cómo funciona esta dieta, primero debes saber cómo tu cuerpo convierte los alimentos en energía y cómo ésta es utilizada. Lo hace tu sistema digestivo a través de un proceso llamado digestión, en el que se descomponen los alimentos por medio de acciones mecánicas y químicas. Sin esta descomposición de los alimentos en sus formas más simples, tu cuerpo no podría usarlos para la energía, el crecimiento y la reparación celular. Los componentes de los alimentos son los nutrientes, divididos en dos tipos: micronutrientes y macronutrientes. Mientras que los primeros ayudan al cuerpo a repararse, crecer y protegerse, los últimos le suministran la energía necesaria. Estas dos clases de nutrientes también se dividen: los macronutrientes en grasas, proteínas y carbohidratos; y los micronutrientes en la amplia variedad de vitaminas y minerales.

Carbohidratos

Provienen de los azúcares, almidones y fibra presentes en las frutas, granos y vegetales. Los carbohidratos se descomponen en glucosa, sacarosa y fructosa (azúcares simples) por la acción de la saliva, el intestino delgado y el páncreas. Los azúcares simples se usan para las necesidades energéticas inmediatas del cuerpo.

Proteínas

Proceden de la carne, los huevos y los frijoles. El estómago, el intestino delgado y el páncreas descomponen las proteínas en aminoácidos. El cuerpo las utiliza para crear neurotransmisores, aminoácidos no esenciales y otros compuestos a base de proteína. El exceso de aminoácidos se usa para reparar tejidos dañados o se almacena como glucosa.

Grasas

Provienen de los aceites y la grasa. El hígado y el páncreas las descomponen en ácidos grasos y glicerol. El cuerpo utiliza las grasas para reparar células y producir sustancias químicas o tejidos.

Vitaminas

Se encuentran en los alimentos sólidos y líquidos. Los intestinos delgado y grueso absorben las vitaminas con múltiples propósitos, desde combatir la inflamación hasta reparar el daño celular. En dicha absorción participan células especializadas que pasan a través del recubrimiento intestinal. Los aminoácidos, los azucares simples, el glicerol y otras sales y vitaminas circulan en el torrente sanguíneo hacia el hígado. Los vasos que mueven los glóbulos blancos y la linfa por todo el cuerpo (sistema linfático) hacen circular los ácidos grasos y las vitaminas.

El sistema nervioso y las hormonas controlan todo el proceso digestivo. Los nervios hacen que los músculos del tracto gastrointestinal se contraigan o se relajen para digerir la comida y liberar una sustancia para controlar el movimiento de alimentos y la producción de jugos digestivos. Por su parte las hormonas regulan el apetito y estimulan la producción de dichos jugos.

Después de todo este proceso habrá un excedente de nutrientes. El exceso de azúcar en sangre se almacena como glucógeno en el hígado, los músculos y los adipocitos. Los aminoácidos sobrantes se almacenan como glucosa, mientras que la grasa sobrante lo hace como triglicéridos en los adipocitos. El excedente de vitaminas hidrosolubles se expulsa por la orina; el de las liposolubles se almacena en el hígado y los adipocitos.

El ayuno

De 2 a 8 horas después de la última comida, el cuerpo entra en estado de ayuno. En este estado el azúcar en sangre disminuye, reduciendo también los niveles de insulina. Con la disminución de glucosa sanguínea se libera una hormona del hígado llamada glucagón, para a su vez liberar la energía almacenada en las células. Esto aumenta los niveles de glucosa en sangre, que es utilizada principalmente por el cerebro y los glóbulos rojos.

Una vez que estas reservas se agotan, el cuerpo entra en cetosis. Los triglicéridos se liberan de los adipocitos y son utilizados como combustible por los músculos y los hepatocitos. A partir de la descomposición de los triglicéridos en el hígado, se forman y se usan cetonas si se necesita más energía. A medida que avanza el estado de ayuno, más triglicéridos se liberan y se descomponen y se usan para obtener energía. Como puedes ver, gracias a la cetosis el cuerpo cambia el azúcar en sangre como fuente de energía, por glucógeno, glucosa y triglicéridos almacenados. Sin embargo, debido a las dietas altas en carbohidratos, el cuerpo está acostumbrado a solo usar el azúcar para obtener energía.

Cada vez que baja el azúcar en sangre, sientes hambre y antojo de comidas con carbohidratos. Si comes una comida sin carbohidratos, no te sentirás tan satisfecho. En cetosis en ayuno esto normalmente no ocurre, debido a que las cetonas impiden la liberación de las hormonas del hambre y además activan otras hormonas que generan la sensación de saciedad.

Efectos de la cetosis

En una dieta alta en carbohidratos, el cuerpo quema principalmente glucosa como combustible. Ya que el organismo obtiene continuamente hidratos de carbono a través de las comidas, no se adapta de un estado de quema de glucosa a uno de quema de grasa. Y cuando requiera más glucosa, tu cuerpo simplemente dirá que es hora de comer. Cualquier exceso de calorías se traduce en almacenamiento de grasa. Ya que el cuerpo usa regularmente glucosa como fuente principal de energía, no utilizará fácilmente las reservas de grasa. De manera que se perpetúa un ciclo de ganancia de grasa debido al exceso calórico, sin la capacidad de quemarla para obtener energía.

Con una dieta cetogénica, el cuerpo no depende primariamente de los carbohidratos para satisfacer sus necesidades calóricas. El resultado es que el cuerpo se adapta a esta dieta y, naturalmente, pasa a buscar y utilizar principalmente grasa como combustible. En estado de cetosis el cuerpo agota sus reservas de grasa más fácilmente, al quedarse sin la grasa que obtuvo de la última comida. En lugar de hacerte sentir hambre, tu cuerpo simplemente consumirá la energía almacenada en la grasa corporal.

Hay dos formas de lograr la cetosis: 1) ayunando o 2) sustituyendo los hidratos de carbono por grasas saludables (que es lo que hace la keto). Dado que a largo plazo el ayuno no constituye una forma sostenible de lograr la cetosis, la dieta keto es el camino a seguir para cualquier persona que quiera aprovechar este estado de quema de grasa. Sin embargo, esta dieta va más allá de la proporción de carbohidratos, proteínas y grasas de tus comidas. Debes consumir los nutrientes adecuados para alcanzar la cetosis de forma saludable. De lo contrario, podrían producirse inflamaciones crónicas, trastornos metabólicos y enfermedades degenerativas.

Capítulo 3: Beneficios de la dieta keto

La dieta cetogénica es absolutamente única y te brinda beneficios que no encontrarás en ninguna otra dieta. Su principal objetivo es reducir tu dependencia de los carbohidratos e inducir a tu cuerpo a quemar más grasas.

Combate el cáncer

La dieta keto es un disuasivo natural para las células cancerosas. Usualmente consiste de 75% de grasa, 20% de proteínas y 5% de carbohidratos; con lo cual se reduce la cantidad de azúcar y carbohidratos ingeridos. Las células cancerígenas se replican en todo el cuerpo una vez comienzan a crecer; por tal razón necesitan azúcar para crear suficiente energía. Dichas células quedan desamparadas cuando la keto elimina la ingesta de azúcar.

Esta dieta también reduce la ingesta de hidratos de carbono, contribuyendo así a la lucha contra el cáncer, cuyas células no tienen una fuente alternativa de energía. Esto no significa que te quedarás sin energía, ya que tus células pueden obtenerla de las grasas, pero las células cancerosas solo tienen una fuente.

Ayuda a perder peso

Si consumimos carbohidratos, se libera insulina por todo el cuerpo para aumentar la glucosa en sangre. La insulina es una hormona cuya función básica es garantizarle al cuerpo la suficiente energía para su funcionamiento. Esa hormona hace que las células ahorren toda la energía posible, inicialmente en forma de glucógeno (carbohidratos en forma almacenada) y luego como grasa.

Debido a que la keto prácticamente reduce los carbohidratos a la mínima expresión, se impide que se libere insulina. Por tanto habrá falta de glucógeno, necesario para generar energía. Tu cuerpo entonces se ve obligado a quemar grasas para generarla. En definitiva disminuye la cantidad de grasa corporal. Así pierdes peso.

Trata el Alzheimer

El sistema nervioso desmejora a medida que envejecemos. También se enlentece. Esto causa cambios de humor, episodios de demencia y, lo más importante, pérdida de memoria. Es importante cuidar el sistema nervioso para evitar el desarrollo del Alzheimer (enfermedad que lo deteriora lentamente). Si ésta no se trata puede causar demencia.

Las grasas saludables benefician al sistema nervioso, específicamente al cerebro, al cual hacen más activo. Por consiguiente la dieta keto es el tratamiento ideal contra el Alzheimer, ya que consiste en un 70% de grasas saludables.

Disminuye la presión arterial

La hipertensión puede provocar ataque cardíaco, insuficiencia renal y otras enfermedades.

Dado que la dieta cetogénica prescribe una baja ingesta de carbohidratos, la presión arterial baja, tal como se ha visto en numerosos casos. La razón es que una dieta baja en carbohidratos induce al cuerpo a almacenar menos fluidos. Esto incluye los componentes de la sangre.

Una baja presión arterial reduce el riesgo de muerte prematura y te hace sentir más enérgico.

Mejora la función cerebral

La idea de que el cerebro funciona enteramente con glucosa es falsa, puesto que solo necesita alrededor de 40 gramos por día (esta cantidad puede variar según el individuo), la cual puede sintetizarse a partir de proteínas a través de la gluconeogénesis. Una vez el cuerpo se adapta completamente a la keto, el cerebro puede satisfacer el 75% de sus necesidades energéticas por medio de las cetonas, con el 25% restante proveniente de la glucosa derivada de las proteínas.

El cerebro contiene astrocitos, que producen cetonas. Este hecho indica que el cerebro funciona de manera más óptima con cetonas. Además, que la keto haya sido hecha originalmente para tratar trastornos neurológicos, especialmente epilepsia, muestra cuán importantes son las cetonas para una función cerebral óptima. Las cetonas son un combustible más eficiente para el cerebro y generan menos productos de desecho que la glucosa.

Funcionando con cetonas, el cerebro elimina gradualmente todos los productos de desecho generados en su dependencia de glucosa. Es capaz de lograr niveles óptimos de sodio, disminuyendo así los síntomas de enfermedades como depresión, ansiedad, esquizofrenia y trastorno bipolar. Las neuronas dañadas pueden comenzar a sanar y regenerarse. Hay mayor lucidez, mejor ánimo; una función cerebral óptima.

Mejora la nutrición

Algunos dicen que al reducir el consumo de frutas y verduras, la dieta cetogénica causa deficiencias nutricionales. Aunque a corto plazo sea beneficiosa para perder peso y mejorar la salud, a largo plazo puede ser perjudicial debido a su incompleto aporte nutricional. Lo único necesario para inducir la cetosis es muy pocos carbohidratos y mucha grasa. Esto se puede lograr bebiendo aceite de canola (que no es natural en absoluto, ya que no existen plantas de canola), comiendo margarina (que está hecha de grasas trans) y devorando hamburguesas. Comer de esta manera sin duda causará graves carencias nutricionales y enfermedades.

Volviendo a la realidad, la keto incluye gran cantidad de cortes grasos de carne de alta calidad proveniente de animales criados orgánicamente, nueces, vegetales de hoja verde, lácteos, mantequilla, aceite de oliva y aguacates. Por tanto, con ella estarás consumiendo muchas más vitaminas y minerales que con una dieta típica, ya que es muy rica en nutrientes.

Reduce el colesterol y el riesgo de cardiopatía

Es aterrador saber que la cardiopatía es causada por el consumo de carbohidratos, no de grasas. A pesar de que cada vez más investigaciones revelan que la prevalencia de cardiopatía es mayor en asiduos consumidores de carbohidratos, el consejo tradicional sigue siendo que aquellos con factores de riesgo limiten el consumo de grasas. Los hidratos de carbono aumentan los triglicéridos en sangre, grasas que en niveles elevados pueden causar obstrucciones. También hay evidencia que los carbohidratos, no las grasas, aumentan el colesterol malo (LDL), el cual puede obstruir las arterias. Mientras más carbohidratos consumas, mayor será tu riesgo de cardiopatía.

Abundan los malentendidos acerca del funcionamiento del colesterol. Es necesario para la función corporal y se produce naturalmente. Los alimentos que comemos en realidad afectan muy poco nuestro colesterol. Éste es transportado por lipoproteínas de alta densidad (HDL) o de baja densidad (LDL), las cuales están determinadas por lo que consumimos. Comer mucho colesterol no aumenta el riesgo de enfermedades cardiacas.

Los triglicéridos son grasas que se almacenan en los adipocitos y que también pueden acumularse en el torrente sanguíneo y en el hígado (pudiendo causar esteatosis hepática). Se producen a partir de la glucosa, de ahí que la mejor manera de bajar los triglicéridos sea restringiendo rigurosamente la ingesta de carbohidratos. Numerosos estudios muestran que una dieta alta en grasas, comparada con una alta en carbohidratos, es muy efectiva para reducir los niveles de triglicéridos, siempre y cuando las grasas ingeridas sean saludables.

De hecho éstas limpian la sangre de triglicéridos y LDL, reduciendo así el riesgo de cardiopatía.

Aumenta la energía

La insulina causa fatiga y somnolencia. Por eso a menudo te da sueño después de una comida copiosa. Además la glucosa no es muy eficiente produciendo energía y deja muchos productos de desecho, lo que aumenta la fatiga. Quienes hacen dietas ricas en carbohidratos tienden a dormir mucho más que quienes hacen dietas ricas en grasas porque necesitan energía.

Cuando los niveles de insulina disminuyen y el cuerpo se adapta a la quema de cetonas en lugar de glucosa, la energía aumenta considerablemente. Algunos reportan que con la keto necesitan dormir menos (seis horas), cuando se recomienda de siete a ocho horas. Curiosamente, en culturas donde consumen mucha grasa también duermen cerca de seis horas, lo que sugiere un vínculo entre una dieta alta en grasas y una menor necesidad de sueño.

Equilibra las hormonas

En el centro de muchas enfermedades yace un desequilibrio hormonal. Una de las hormonas más prolíficas es la insulina, cuyo desequilibrio afecta de inmediato a las hormonas sexuales, las de la saciedad, las del hambre, etc. La disminución y estabilización permanente de los niveles de insulina equilibra las demás hormonas del cuerpo. Por esta razón las personas con síndrome metabólico, SOP, acné y otros problemas hormonales se benefician enormemente con la dieta cetogénica.

Reduce la inflamación

La inflamación es la respuesta natural del cuerpo a la infección y a los invasores extraños. Cuando te cortas un dedo, la piel circundante se enrojece e inflama rápidamente como respuesta a los posibles microbios entrantes. Pero no toda inflamación es positiva. Muchas personas viven en un estado de inflamación crónica causada por una mala alimentación. Los tejidos inflamados pueden desarrollar tejido cicatrizal y funcionar incorrectamente. Las articulaciones inflamadas duelen y los vasos sanguíneos inflamados causan enfermedades del corazón.

La dieta keto ha demostrado reducir sustancialmente la inflamación a largo plazo. Si bien ésta sigue siendo una respuesta aguda a invasores extraños, ya no es un problema crónico.

Capítulo 4: Principios básicos de la planificación de las comidas

Para saber qué debes comer con la dieta keto, primero debes conocer el contenido calórico y función de los diferentes tipos de grasas, proteínas y carbohidratos en tu organismo. Asimismo necesitas distinguir los macronutrientes buenos de los perjudiciales para así elaborar una dieta que sea tanto cetogénica como saludable para ti.

Asimismo, para que la keto funcione, debes descartar todos los alimentos envasados y procesados. Debe consistir en grasas saludables de alta calidad, y carbohidratos ricos en fibra, y la menor cantidad posible de carbohidratos netos (carbohidratos totales menos fibra).

Antes de elaborar tu dieta keto es importantísimo visitar a un nutricionista o doctor para determinar la cantidad de calorías diarias que necesitas de acuerdo a tu edad, estatura, peso, sexo y porcentaje de grasa corporal.

En la década de los 80, médicos, nutricionistas y funcionarios de salud pública hicieron campaña en contra de las grasas. Dijeron que la grasa es la causa del aumento de peso y cardiopatías. Sin embargo, esto solo es cierto en el caso de las grasas de mala calidad. Las grasas aportan un contenido calórico más denso por gramo en comparación con las proteínas y los carbohidratos. Por ello la grasa puede proporcionar la energía suficiente cuando escasean los alimentos o cuando no pueden consumirse en grandes cantidades.

Grasas

Las grasas contienen mezclas de ácidos grasos. Estos nutrientes contienen grasas saturadas e insaturadas. Las saturadas son más abundantes en las grasas de origen animal, mientras que las no saturadas son más abundantes en las de origen vegetal. Aparte de la densa propiedad calórica, las grasas proporcionan ácidos grasos que regulan la inflamación. Contienen vitaminas liposolubles. Por último, le dan textura y sabor a la comida, haciéndolas más apetitosas.

Grasas que debes evitar

Exceso de grasa saturada

La clave para un consumo saludable de grasas es minimizar las saturadas. Aunque el cuerpo necesita ambos tipos de grasas, las saturadas derivadas de las plantas satisfacen tus necesidades de dichas grasas. Niveles altos de grasa saturada conduce a enfermedad cardiovascular.

Además, no es suficiente reemplazar los alimentos ricos en grasas saturadas con aquellos sin grasa, ya que estos son altos en carbohidratos y aumentan el riesgo de la mencionada enfermedad. A continuación la lista de alimentos ricos en grasas saturadas a evitar:

- Grasa de carnes procesadas como salchichas, jamón y hamburguesas.
- Carne grasosa.
- Quesos duros.
- Mantequilla.
- Manteca de cerdo.
- Ghee.
- Aceite de palma.

Grasas trans

Las grasas trans aparecen en la naturaleza en pequeñas cantidades, pero también se producen comercialmente a partir de grasas vegetales para usos en diversos productos alimenticios. Esto se hace agregando gas hidrógeno al aceite vegetal, lo que hace que el aceite se solidifique a temperatura ambiente.

Los fabricantes de alimentos hacen esto para que duren más o tengan un mejor sabor. Estas grasas contribuyen a la insulinorresistencia y a la alteración de los niveles de colesterol, aumentando el malo y disminuyendo el bueno.

Las grasas trans fabricadas se encuentran en:

- Productos horneados como tortas, corteza de pastel, galletas y glaseados.

- Meriendas como palomitas de maíz para el microondas y papas, maíz y tortillas fritas.
- Comida frita debido al aceite usado en el proceso de cocción.

- Masa refrigerada como galletas embotelladas, rollos de canela y trozos de pizza congelada.

- Crema no láctea para café.

- Margarina.

- En las etiquetas de los alimentos, las grasas trans pueden aparecer como grasas hidrogenadas, aceites parcialmente hidrogenados y aceite hidrogenado vegetal.

Grasas que puedes comer

La clave para elaborar una dieta keto saludable es elegir sabiamente las grasas que incluirás, sin exceder tu necesidad calórica. También es fundamental consumir una proporción adecuada de macronutrientes.

En cuanto a las calorías, de 5 a 10% deben provenir de carbohidratos netos, de 15 a 30% de proteínas, y de 65 a 75% o más de grasas, para beneficiarse de las cetonas producidas por el hígado.

¿Hay una cantidad adecuada de ingesta de grasas en la dieta keto? La cantidad dependerá de las metas de cada quien. No necesitas contar esas calorías ya que comer alimentos naturalmente bajos en carbohidratos te mantiene lleno por más tiempo.

Estudios han demostrado que las grasas y las proteínas son los nutrientes que más llenan, mientras los carbohidratos los que menos. Las grasas ayudan a tener un suministro constante de energía y no causan picos de insulina. Esta es la razón por la que no tienes antojos, cambios de humor o energía fluctuante. Para algunos, contar calorías y llevar un registro de macros puede ayudar a salir de un estancamiento de pérdida de peso.

La proporción de macronutrientes no es todo lo que necesitas considerar, debes aprender a conocer cuáles son las grasas buenas y perjudiciales para ti puesto que las diferentes calidades y tipos hacen la diferencia en tu dieta. A la hora de averiguar qué grasas y aceites usar, aquí hay algunas reglas simples a seguir:

Al cocinar, usa grasas saturadas. Sí, sé que estas se han ganado la reputación de ser dañinas. De hecho, en los últimos 50 años hemos escuchado que el colesterol y las grasas saturadas causan obesidad y enfermedades del corazón. Sin embargo, esta hipótesis sobre los lípidos proviene de la fraudulenta y errónea investigación de Ancel Keys. Las grasas saturadas pueden encontrarse en el aceite de palma, aceite de coco, huevos, sebo, manteca de cerdo, ghee, mantequilla, crema y carne roja. Estos aceites tienen un alto punto de humeo, larga duración y son los más estables, asi que úsalos para cocinar. La mayoría de las grasas deben provenir de grasas monoinsaturadas y saturadas.

Trata de añadir triglicéridos de cadena media a tu dieta puesto que son grasas fácilmente digeribles. Estos triglicéridos pueden encontrarse en el aceite de coco y actúan diferente cuando se ingieren y se envían directamente al hígado. Pueden ser utilizados inmediatamente para obtener energía, y se encuentran en menor cantidad en el aceite de palma y la mantequilla. Los culturistas y atletas usan los triglicéridos de cadena media para mejorar su rendimiento y perder grasa. Si el aceite MCT puro no te causa problemas estomacales, deberías buscarlo como suplemento.

Incluye en tu dieta ácidos grasos monoinsaturados, omega 9, ácido oleico, los cuales pueden encontrarse en nueces, carne de res, aceitunas, aguacates; y, ayudan a prevenir enfermedades del corazón. Además, su consumo puede mejorar el perfil de lípidos en suero. La macadamia, el aguacate y el aceite de oliva extra virgen son los mejores para esparcirlos frios sobre las comidas.

También puedes usar grasas insaturadas, pero no las calientes. Nuestro cuerpo necesita omega 6, omega 3 y ácidos grasos poliinsaturados comunes en nuestra vida cotidiana y que consumimos con bastante frecuencia. Los acidos grasos se llaman poli porque responden a sus múltiples dobles enlaces, los cuales al calentarse reaccionan con el oxígeno para formar compuestos dañinos tales como los radicales libres. Este proceso aumenta la inflamación y produce radicales libres que nos ponen en riesgo de cáncer y cardiopatías. Entonces, debido a que las grasas poliinsaturadas son inestables, no deben usarse para cocinar a altas temperaturas. Asi mismo, los aceites de aguacate, linaza, sésamo, nueces y oliva extra virgen son los mejores para usar a baja temperatura, pero el aceite de linaza no debe calentarse y necesita refrigeración. Los aceites de macadamia y aguacate puede usarse para cocinar ligero o para terminar la comida.

Los ácidos grasos omega 6 y omega 3 deben estar equilibrados debido a que ambos son poliinsaturados y esenciales. Algunos estudios han demostrado que la mayoría de las dietas son deficientes en omega 3. La proporción de omega 6 y omega 3 es desfavorable entre 1/15 y 1/17; y a efectos de mejorar la salud debería ser lo más cercano posible a 1/1. Otros estudios indican que comer más omega 6 y menos omega 3 causa enfermedades inflamatorias, trastornos autoinmunes, apoplejía y enfermedades cardiovasculares por lo que reducir la ingesta de omega 6 podría protegerte contra estas enfermedades. Probablemente estés obteniendo suficiente omega 6, por eso enfócate en aumentar la ingesta de omega 3, comiendo nueces, nueces de macadamia, carne de pasto, aceite de hígado de bacalao fermentado y salmón silvestre.

Tu ingesta de omega 3 debe ser de origen animal. El omega 3 es de cadena larga, presente en mariscos y pescados, o de cadena corta, presente en nueces y semillas. Mientras que el ácido eicosapentanoico (AEP) y el ácido docosahexaenoico (DHA) afectan las proporciones de omega 6-3, el ácido alfa linolénico (ALA) debe convertirse en DHA o AEP. Nuestros cuerpos no pueden convertir ALA en DHA o AEP; por ello necesitas obtener los omega 3 de la carne de los animales. Cuando compres carne, que sea de pasto para obtener la mayor cantidad de omega 3. La carne de animales que han sido alimentados con granos tiene muy poco omega 3 pero mucho omega 6.

Ten en cuenta la duración, la tasa de oxidación y el punto de humo. Un punto de humo más alto es mejor; los aceites que lo tienen se pueden usar para cocinar a altas temperaturas. Pero si calientas el aceite por encima de su punto de humo, puede dañarse y liberar radicales libres.

Es mejor una tasa de oxidación lenta. La tasa de oxidación aumenta cuando se calienta a su punto de humo. También pueden oxidarse en el estante. Metales como hierro y cobre también pueden hacer que se oxiden. Cualquier aceite puede ponerse rancio estando en la despensa. Esto los cargará de radicales libres. Los aceites con mayor cantidad de grasas saturadas durarán más, de 12 a 24 meses. Los aceites altos en grasas monoinsaturadas durarán entre seis y doce meses. Las grasas poliinsaturadas tienen una duración de dos a seis meses.

Aléjate de los aceites poco saludables. El maíz, la semilla de uva, la soya, la canola, la semilla de algodón, el cártamo, los aceites de girasol, las grasas trans, los aceites parcialmente hidrogenados, los aceites hidrogenados, la margarina y los aceites vegetales procesados son malos para la salud. Los aceites procesados y los ácidos grasos trans:

- Se oxidan a altas temperaturas y crean radicales libres.

- Son creados a partir de semillas genéticamente modificadas.

- Son proinflamatorios y malos para el intestino.

- Las grasas trans aumentan el riesgo de enfermedad coronaria y afectan los niveles de colesterol; reducen el bueno y aumentan el malo.

- Aumentan el riesgo de cáncer.

Todas estas grasas existen en la naturaleza y se dan durante el procesamiento de ácidos grasos poliinsaturados en la producción de alimentos. Las grasas trans naturales son beneficiosas en comparación con las artificiales. Aquellas están presentes en productos lácteos y en animales alimentados con pasto.

Veneno metabólico hace referencia a las grasas trans artificiales. Sácalas de tu dieta alejando todo alimento que contenga aceites hidrogenados o parcialmente hidrogenados. Las encuentras en papas fritas, galletas, bizcochos y margarina.

Proteínas

La mayoría de los alimentos contienen cierta cantidad de proteínas, incluidas las verduras y los granos. Aquellos con cantidades sustanciales son la carne, productos lácteos, frijoles y nueces. Aunque no es su función principal, las proteínas proporcionan energía.

Cuando se descomponen en aminoácidos, el cuerpo los usa para crear sus propias proteínas para diversos fines. Con los 20 aminoácidos que necesita, crea una cantidad infinita de ellas: enzimas para las reacciones químicas, hormonas para activar órganos, colágeno para la estructura ósea, y anticuerpos para el sistema inmunológico. Esta descomposición y síntesis proteica es constante. Pese a que la mayoría de aminoácidos se reutilizan, algunos se pierden y deben reemplazarse a través de la dieta.

Proteínas que debes evitar

Debes tener cuidado con el exceso de proteína, ya que se convierte en azúcar y luego en grasa almacenada. También podría aumentar la estimulación de la mTOR, acrecentando así las posibilidades de cáncer. Adicionalmente, el exceso de proteínas requiere que el cuerpo elimine más nitrógeno, un subproducto de la digestión de proteínas, que agobia los riñones.

Proteínas recomendadas

El consumo moderado de proteínas de alta calidad es la clave. En la dieta keto deben provenir de una variedad de fuentes vegetales y animales. Los productos cárnicos deben ser magros para evitar las grasas, que son mayormente saturadas. La proteína ideal varía según la persona. En general, la recomendación diaria es de 0,8 g/libra de masa corporal magra para un estilo de vida sedentario, de 0,8-1 g/libra de masa corporal para un estilo de vida ligeramente activo, y de 1,0-1,2 g para un estilo de vida altamente activo.

Carbohidratos

Los carbohidratos son los almidones, azúcares y fibras presentes en los alimentos. Los primeros se descomponen en sus formas químicas más simples, mientras que las fibras, por ser digeribles, simplemente pasan a través del sistema digestivo.

Los azúcares, también conocidos como carbohidratos simples, se descomponen en sacarosa y/o fructosa y se encuentran en frutas y verduras. Conocidos también como carbohidratos complejos, los almidones se encuentran en granos y se pueden descomponer en glucosa (también conocida como azúcar en sangre).

De todos estos carbohidratos, la glucosa es la preferida, ya que puede circular fácilmente desde el aparato digestivo a varias partes del cuerpo. La fructosa solo puede usarse para energía, mientras que la sacarosa se descompone en glucosa y fructosa.

En cuanto al papel de la fibra, la pregunta más común de las personas que hacen dietas bajas en carbohidratos es: ¿Debo incluir la fibra al contar mis carbohidratos?

Veamos. Algunas fibras solubles se absorben, pero en general los seres humanos no poseen todas las enzimas necesarias para digerir las fibras y así obtener calorías. Por eso la fibra no afecta el azúcar en sangre o la cetosis. Puedes intentar obtener entre 20 y 25 gramos de carbohidratos netos o menos de 50 gramos de carbohidratos totales.

Si la fibra no se cuenta, hablamos de carbohidratos netos. Calcular los carbohidratos netos pueden reducir el impacto de las comidas altas en fibra y te permitirá comerlos. Este argumento de la falta de fibra es común en aquellos que critican la dieta baja en carbohidratos. Por ello, es importante subrayar que la fibra no anula los carbohidratos; simplemente no los cuenta. No puedes mezclar linaza molida con pasta.

En Canadá y Estados Unidos, en las etiquetas de los alimentos se incluye la fibra junto con los valores de los carbohidratos bajo el término de carbohidratos totales. Se calculan los carbohidratos utilizando un método indirecto: después de pesar la ceniza, el agua, la grasa y las proteínas. Los carbohidratos netos se calculan restando la cantidad de fibra de los carbohidratos totales. Por supuesto, este tipo de etiqueta no se utiliza en todo el mundo, en Oceanía y Europa las etiquetas no incluyen la fibra. Allí calculan los carbohidratos de manera directa: los que figuran en las etiquetas son solo carbohidratos netos. No te preocupes dónde compras la comida, pero mira de qué país proviene.

¿Hay alguna manera de conocer la cantidad real de carbohidratos netos? Ten en cuenta lo siguiente:

- La cantidad de carbohidratos totales nunca será menor que la de fibra.

- La cantidad de carbohidratos totales menos la fibra nunca será menor que la del azúcar. Por ejemplo, lactosa + otro azúcar + azúcares = carbohidratos netos.

- Calorías provenientes de carbohidratos (sin fibra) + calorías provenientes de proteínas + calorías provenientes de la grasa = kcal total.

Aunque la fibra no se puede digerir, desempeña un papel clave en la digestión de los carbohidratos. La ralentiza, así como su absorción, evitando por tanto que el azúcar en sangre se dispare rápidamente. Aparte de eso, las fibras proporcionan alimento a las bacterias intestinales beneficiosas, mejorando la digestión y la evacuación.

Las fibras también contienen fitoquímicos como el licopeno, la luteína y el indol-3-carbinol. Estos estimulan el sistema inmunológico, combaten los radicales libres y protegen y reparan el ADN.

Carbohidratos que debes evitar

Carbohidratos refinados

Los carbohidratos refinados son plantas enteras o productos derivados de plantas que han sido procesados para eliminarles todo excepto los carbohidratos altamente digeribles. La planta o el grano son despojados de sus fibras, vitaminas y minerales. Usualmente esto se hace cuando las otras partes de la planta son indigeribles, o para que la planta sea más fácil de manipular en mezclas y productos alimenticios.

La refinación elimina las vitaminas y minerales naturales. Para disfrazar tal carencia, los fabricantes agregan vitaminas y minerales sintéticos a los carbohidratos.

En la dieta de una persona promedio, los carbohidratos refinados generalmente provienen de:

- Productos que contengan harina blanca, p.ej. pan, pasta.

- Arroz blanco, generalmente enriquecido con vitaminas y minerales sintéticos.

- El azúcar del pan, de pasteles, dulces y cereales para el desayuno.

- El azúcar y el jarabe de maíz de alta fructosa en refrescos y otras bebidas endulzadas.

- El azúcar agregado a cualquier producto alimenticio antes de su consumo, p.ej. ketchup, mostaza.

Con la fibra eliminada de estos carbohidratos, tu cuerpo los digiere rápidamente. Se da entonces una rápida absorción de carbohidratos degradados. En el caso de la glucosa, el azúcar en sangre aumenta tan rápido que tu organismo tiene que liberar insulina para que comience a almacenarse dicha glucosa. Esto causa un volumen volátil e irregular de azúcar en sangre, generalmente manifestado en letargo y/o hambre, aun cuando hayas acabado de ingerir mucho carbohidrato. Si experimentas esto a menudo, se allanará el camino para la insulinorresistencia, y finalmente para la diabetes tipo 2.

Por otro lado, la fructosa de los carbohidratos refinados que se utiliza como edulcorantes y otras formas de azúcares añadidos tiene efectos nocivos para la salud. De hecho, el consumo excesivo de alimentos que contienen fructosa añadida podría llevar a:

- Aumento de grasa visceral.

- Aumento de los niveles de ácido úrico, que causa gota e hipertensión.

- Resistencia a la insulina.

- Resistencia a la leptina, la cual altera la regulación de la grasa corporal y contribuye a la obesidad.

Jarabe de maíz de alta fructosa

El jarabe de maíz de alta fructosa (JMAF) es un carbohidrato refinado derivado del maíz. Por ser más económico y no ser afectado por la fluctuación de los precios de importación, es un buen sustituto del azúcar y además es cien veces más dulce que la sacarosa, el azúcar común. Desde la década de 1970, cuando comenzó a ganar popularidad al ser usado por los fabricantes de alimentos, su uso en diferentes productos alimenticios ha ido en aumento.

La incidencia de la obesidad es mayor en países donde su empleo prevalece. Aunado a eso, desde la década de 1980 la tasa de obesidad en Estados Unidos ha aumentado constantemente, coincidiendo con la creciente disponibilidad del JMAF en los productos alimenticios.

Además, estudios han demostrado que incluso consumido moderadamente, el JMAF es causa importante de enfermedades cardíacas, obesidad, cáncer, demencia e insuficiencia hepática. Aunque se use como sustituto de la sacarosa, el cuerpo no lo asimila de la misma manera.

Carbohidratos recomendados

En la dieta keto debes aferrarte a las proteínas, vegetales, grasas, aceites, productos lácteos enteros, nueces y semillas. De estos obtendrás la fibra que necesitas. Agregar cualquier tipo de grano o azúcar te impedirá alcanzar tus metas. Sin embargo, si deseas tu dosis de carbohidratos, utiliza sustitutos de la harina, como harina de coco y harina de linaza.

En la dieta cetogénica estándar, la máxima ingesta diaria de carbohidratos es 5% de la ingesta total diaria de calorías. Al preparar tus comidas mira los carbohidratos netos en las etiquetas de los alimentos.

Bebidas

La keto es muy particular en controlar lo que entra en tu cuerpo. Beber alcohol, bebidas endulzadas y jugos de frutas puede estropear tus niveles de azúcar y alejarte de la cetosis. Por consiguiente solo debes beber agua, café y té sin edulcorantes, cremas y lácteos.

La dieta cetogénica provoca un efecto diurético natural. La deshidratación es común en muchas personas que recién empiezan la dieta. Debes estar atento a cualquier dolor en la vejiga o a infecciones del tracto urinario. Debes tomar los ocho vasos de agua recomendados, y más. El cuerpo consta de dos tercios de agua. Beba al menos un galón todos los días. Hidratarse es vital.

Muchos se energizan tomando café o té keto en las mañanas. Es bueno; solo recuerda evitar todo lo posible las bebidas saborizadas. Esto se amplifica con la cafeína, ya que demasiada puede obstaculizar la pérdida de peso. Trata de tomar solo dos bebidas con cafeína al día.

Algunos ejemplos de bebidas que puedes incluir en la dieta keto son:

- Agua: tu opción de hidratación de principio a fin. Puedes beberla con gas o simple.
- Caldo: muy rico en nutrientes y vitaminas. Te energiza reponiendo tus electrolitos.
- Café: mejora tu enfoque mental y ayuda a perder peso.
- Té: a algunas personas no les gusta. Tiene los mismos efectos que el café. Prueba el verde o negro.
- Almendra o leche de coco: usa las versiones sin azúcar para reemplazar tu bebida láctea favorita.
- Soda dietética: redúcelas o déjalas de tomar por completo. Pueden causar antojos de azúcar y picos de insulina.
- Saborizante: estos pequeños paquetes tienen sabor a stevia o sucralosa y son buenos. También puedes agregar naranja, lima y limón al agua.
- Alcohol: si necesitas alcohol, elige licor fuerte. El vino y la cerveza son muy altos en carbohidratos. El consumo frecuente de alcohol ralentizará la pérdida de peso.

A la mayoría de las personas les gusta hacerse responsables de sus acciones inventando desafíos. Prueba este: alrededor de una cantimplora de 32 onzas coloca cuatro cintas para el cabello. Cada vez que termines una botella, quita un lazo. Sigue bebiendo hasta que no quede ninguno.

Alimentos recomendados

A continuación encontrarás una lista completa de los alimentos comunes que se recomiendan para la dieta keto. Cada uno tiene información de su valor nutricional organizada de esta manera: cantidad / calorías / grasa / carbohidratos netos / proteína.

Proteína

Las mejores proteínas para una dieta keto son las orgánicas. Con ellas minimizarás la exposición a bacterias y hormonas de crecimiento. Elije carne de ave más oscura y pescado graso ricos en omega 3. Equilibra las porciones de proteína con grasas y aceite para ayudar en la digestión.

- Carne molida (4 oz., 80/ 20 / 280 / 23 g / 0g / 20 g)

- Filete de lomo (4 oz. / 330 / 25 g / 0 g / 27 g)

- Tocino (4 oz. / 519 / 51 g / 0 g / 13 g)

- Chuleta de cerdo (4 oz. / 286 / 18 g / 0 g / 30 g)

- Muslo de pollo (4 oz. / 250 / 20 g / 0 g / 17 g)

- Pechuga de pollo (4 oz. / 125 / 1 g / 0 g / 26 g)

- Salmon (4 oz. / 236 / 15 g / 0 g / 23 g)

- Cordero (4 oz. / 319 / 27 g / 0 g / 19 g)

- Hígado (4 oz. / 135 / 5 g / 0 g / 19 g)

- Huevo (1 grande / 70 / 5 g / 0.5 g / 6 g)

- Mantequilla de almendra (2 cdas / 180 / 16 g / 4 g/ 6)

Vegetales y frutas

Los vegetales crucíferos de hoja verde que crecen sobre la tierra son los mejores para la keto. Por otro lado, los vegetales que crecen bajo la tierra deben consumirse con moderación por su alto contenido en carbohidratos.

- Col (6 oz. / 43 g / 0 g / 6 g / 2 g)
- Coliflor (6 oz. / 40 / 0 g / 6 g / 5 g)
- Brócoli (6 oz. / 58 / 1 g / 7 g / 5 g)
- Espinacas (6 oz. / 24 / 0 g / 1 g / 3 g)
- Lechuga romana (6 oz. / 29 / 1 g / 2 g / 2 g)
- Pimiento verde (6 oz. / 33 / 0 g / 5 g / 1 g)
- Hongo portobello (6 oz. / 40 / 0 g / 4 g / 6 g)
- Frijoles verdes (6 oz. / 26 / 0 g / 4 g / 2 g)
- Cebolla amarilla (6 oz. / 68 / 0 g / 12 g/ 2 g)
- Mora (6 oz. / 73 / 1 g / 8 g / 2 g)
- Frambuesa (6 oz. / 88 / 1 g / 8 g / 2 g)

Productos lácteos

Si puedes, escoge productos lácteos crudos y orgánicos. Evita los altamente procesados, ya que contienen mayor cantidad de carbohidratos. También evita productos con niveles más altos de carbohidratos.

- Nata espesa (1 oz. / 100 g / 12 g / 0 g / 0 g)
- Yogur griego (1 oz. / 28 g / 1 g / 1 g / 3 g)
- Mayonesa (1 oz. / 180 g / 20 g / 0 g / 0 g)
- Semidescremado (1 oz. / 40 / 4 g / 1 g / 1 g)
- Requesón (1 oz. / 25 g / 1 g / 1 g / 4 g)
- Queso crema (1 oz. / 94 / 9 g / 1 g / 2 g)
- Mascarpone (1 oz. / 120 g / 13 g / 0 g / 2 g)
- Mozzarella (1 oz. / 70 / 5 g / 1 g / 5 g)

- Brie (1 oz. / 95 / 8 g / 0 g / 6 g)

- Cheddar añejo (1 oz. / 110 / 9 g / 0 g / 7 g)

- Parmesano (1 oz. / 110 / 7 g / 1 g / 10 g)

Nueces y semillas

Son mejores cuando se asan porque se elimina cualquier antinutriente. Añaden sabor y textura a las comidas.

- Nueces de macadamia (2 oz. / 407 / 43 g / 3 g / 4 g)

- Nueces de Brazil (2 oz. / 373 / 37 g / 3 g / 8 g)

- Pacanas (2 oz. / 392 / 41 g / 3 g / 5 g)

- Almendras (2 oz. / 328 / 28 g / 5 g / 12 g)

- Avellanas (2 oz. / 356 / 36 g / 3 g / 9 g)

Harina de nueces y semillas

Se pueden usar como sustituto de la harina regular en las recetas de postres y para hornear.

- Harina de almendras (2 oz. / 324 / 28 g / 6 g / 12 g)

- Harina de coco (2 oz. / 120 / 4 g / 6 g / 4 g)

- Harina de semilla de chía (2 oz. / 265 / 17 g / 3 g / 8 g)

- Harina de linaza (2 oz. / 224 / 18 g / 1 g / 8 g)

- Coco sin azúcar (2 oz. / 445 / 40 g / 8 g / 4 g)

Para empezar

Primero debes decidir para qué y por qué la haces. ¿Estás buscando perder grasa corporal no saludable? ¿Curar terapéuticamente una enfermedad degenerativa? ¿Cambiar tu estilo de vida? Cualquiera que sea el caso, sin un objetivo claro no podrás elegir ni planificar adecuadamente tu tipo de dieta.

Sométete a una prueba

Debes evaluar tu idoneidad para someterte a esta dieta y sus rigurosas exigencias. También debes determinar tu peso, porcentaje de grasa corporal y otros datos relevantes para crear tu propia mezcla de macronutrientes vía calculadoras keto disponibles en línea.

Consigue apoyo

Habla con tu familia, especialmente si viven en la misma casa. Si eres el único haciendo la dieta, podrían malinterpretarte cuando no comas como/lo mismo que ellos. También porque en las primeras semanas podrías perderte alguna fiesta de cumpleaños o reunión familiar solo para distanciarte de los tentadores carbohidratos.

Aparte de eso, tu familia podría ayudarte a mantenerte en la dieta. Podrían pegarte un grito cuando estés a punto de ceder. Y si tienes hijos, puedes hacer que sea divertido para ellos convirtiéndolos en tu policía de carbohidratos. Si vives solo, puedes obtener ayuda uniéndote a foros en línea.

Planifica las comidas

Antes de comprar tus alimentos cetogénicos debes conocer bien lo que comerás. Te ahorrará tiempo y te asegurarás de tener listos los ingredientes adecuados. Sobrará cualquier excusa que se te ocurra para picar carbohidratos o decir "solo esta y ya".

También así podrás buscar recetas que te gusten. Cuando las encuentres tendrás la oportunidad de planear detalladamente tu próxima lista de compras.

Limpia de carbohidratos tu casa. Es la mejor manera de evitar pecar accidentalmente con esa galleta. Si no hay alimentos tentadores en casa, simplemente no caerás en tentación. Sin duda esto te servirá, ya que los primeros meses son los más difíciles debido a que tu organismo se estará adaptando a la cetosis.

Atraviesa un periodo de adaptación

Para que la keto te sea más fácil, puedes ayunar intermitentemente o reducir los carbohidratos para irte acostumbrando. En dicho ayuno tienes 16 horas en las que no comes nada, y 8 en las que sí. Esto obliga a tu organismo a entrar en estado de ayuno, y te acostumbras a tener el azúcar en sangre en tal estado.

Por otro lado, reduciendo calorías acostumbras a tu cuerpo a tener porciones más pequeñas de carbohidratos. Al igual que en el ayuno intermitente, disminuye el impacto de tener muy pocos carbohidratos en la dieta. Una manera es limitar los carbohidratos netos diarios a solo 30 gramos por 6 días, y cenar una comida alta en carbohidratos el séptimo día. Esto se repite cada 7 días durante al menos 4 semanas.

Capítulo 5: Establece un plan

En esta sección conocerás algunos aspectos prácticos necesarios para establecer un plan.

Lista de compras

Hay abundancia de alimentos keto disponibles. La siguiente lista te ayudará en tu primer viaje al supermercado:

Vegetales

- Espárragos
- Brócoli
- Repollo
- Encurtidos
- Aceitunas negras
- Aceitunas verdes
- Chucrú
- Coliflor
- Espinacas frescas y enlatadas
- Cebolla verde
- Lechuga iceberg
- Champiñones
- Quingombó
- Calabaza espagueti

- Cebolla amarilla

- Calabacín

- Calabaza amarilla

- Puerro

- Judías verdes enlatadas

Frutas

- Cualquier baya

- Ruibarbo

- Tomate (en cantidades moderadas)

- Limones

- Limas

- Aguacate

- Coco

- Higos

- Sandías

- Cerezas

- Granadas

- Papaya

- Pasas

- Ciruelas

- Clementina

- Manzana

- Guayaba

Lácteos

- Leche entera
- Yogur Griego
- Mayonesa
- Crema batida
- Nata agria

Quesos

- Suizo
- De hebra
- Parmesano
- Mozzarella
- Monterey Jack
- De cabra
- Feta
- Crema
- Requesón
- Colby
- Cheddar
- Brie
- Azul

Carnes

- Vaca
- Pollo
- Cerdo

* Pavo

* Atún

* Salmón

* Bacalao

* Platija

* Tilapia

* Camarón

* Vieira

* Langosta

Especias

* Todas las hierbas y especias

Aliños y salsas

* Jugo de lima

* Jugo de limón

* Salsa italiana

* Salsa ranchera

* Queso azul

* Mostaza amarilla y marrón

* Salsa inglesa

* Vinagre

* Salsa de soya

* Sirope sin azúcar

- Ketchup sin azúcar

- Salsa baja en carbohidratos

Líquidos

- Batidos de proteína

- Té sin azúcar

- Café (puede añadirle crema batida)

- Leche de almendra

- Leche de anacardo

- Leche de coco

Aceites y grasas

- Aceite de girasol

- Aceite de sésamo

- Aceite de maní

- Aceite de oliva

- Mayonesa

- Aceite de coco

- Grasa de tocino

- Mantequilla

Hornear y cocinar

- Cacao en polvo

- Semillas de chía

- Linaza

- Linaza molida

- Harina de almendra

- Coco rallado

- Harina de coco

Edulcorantes

- Xilitol

- Stevia líquida

- Eritritol

Evalúa tu experiencia con la dieta keto

Con tu mente preparada y tu plan de alimentación y recetas listas, ya puedes empezar. En la primera semana las cosas se ponen incomodas, y tu energía parece caer al más mínimo nivel. Esto no debería sorprenderte ya que es normal y señal de que tu cuerpo está en transición.

Efectos secundarios comunes

Es normal experimentar efectos secundarios cuando el cuerpo comienza a adaptarse a una nueva manera de comer. Cuando inicias la keto, tu cuerpo cambia la fuente de energía de glucosa a reservas de grasa. Esto puede causar algunos de los siguientes efectos colaterales:

Gripe keto

Debido a que tu organismo está acostumbrado a únicamente descomponer y usar carbohidratos para obtener energía, se han acumulado numerosas enzimas para tal fin. Esa dependencia de carbohidratos ha hecho que el cuerpo descuide la producción de enzimas encargadas de la grasa. Entonces la repentina falta de glucosa y el constante suministro de grasa hacen que el cuerpo comience a producir enzimas para usar grasa como combustible.

Sin embargo, todo esto tomará tiempo. Las primeras semanas son desafiantes para unos y sencillas para otros. El cambio al uso de cetonas para combustible puede resultar en lagunas mentales, que desaparecen cuando el cuerpo se adapta. Esta adaptación toma alrededor de cuatro semanas, pero los efectos indeseados desaparecen antes. Aproximadamente al cabo de la primera semana, es normal sentir algunos síntomas parecidos a los de la gripe: antojos, insomnio, palpitación cuando estás acostado, fatiga, mareo y lagunas mentales. Puedes paliarlos disminuyendo gradualmente la ingesta de hidratos de carbono durante unas pocas semanas. Si decides hacer la keto, recuerda ingerir abundancia de líquidos y sales. Esto evitará que te sientas fatal.

Esto se llama gripe keto, y es una respuesta transicional natural de tu organismo. Por lo regular sucede durante la primera semana. En este estado experimentarás cefalea, confusión, mareo e irritación; debido a la eliminación de electrolitos, producto del efecto diurético de las cetonas. Para contrarrestarlos, bebe abundante agua e incrementa el consumo de sodio.

Combatiendo la gripe keto

La gripe keto varia según la persona. En muchos casos los síntomas son peores en la primera semana. En otros persisten durante semanas. Hay algunos trucos para acortar esos días:

- Come más grasa: es un método común para combatir dicha gripe. Tu cuerpo necesita energía, no la está obteniendo de los azúcares y carbohidratos, así que la obtendrá de lo que comes. Come mucha grasa saludable como manteca de cerdo, sebo, ghee, aceite de oliva y de coco. Esto te ayudará a permanecer en cetosis. Añadir aceite MCT puede aumentar tus niveles de cetona. Tu cerebro se sentirá mejor.

- Come más calorías: es común no comer suficiente cuando comienzas una dieta baja en carbohidratos. Muchos solo eliminan los carbohidratos sin aumentar la ingesta de otros nutrientes. Se confunden acerca de lo que pueden comer por estar acostumbrados a puro pan, arroz y pasta.

- Ejercicio: puede que esto sea lo último que estés pensando. Pero estudios demuestran que el ejercicio te ayuda a ser más flexible metabólicamente. Es decir tu cuerpo puede cambiar fácilmente entre carbohidratos y cetonas para conseguir energía. Quienes no sufren la gripe keto por mucho tiempo son los de mayor flexibilidad metabólica.

Mal aliento

A veces llamado aliento keto. Puede ocurrir cuando entras en cetosis. Las cetonas son liberadas a través de la respiración, el sudor y la orina. La acetona es una forma de cetona que puede causar un sabor metálico. Es temporal y desaparece después de dos semanas. Si se convierte en un problema, los chicles o refrescantes bucales sin azúcar pueden ayudar. También puedes mejorar tu higiene bucal usando enjuague y cepillándote más a menudo.

Calambres en las piernas

Es posible tener calambres musculares. A veces pueden ser muy molestos. Su causa es un trastorno llamado hiponatremia (nivel bajo de sodio). Mantente hidratado y añade sal a la dieta.

Pérdida de sales

Tu equilibrio líquido cambiará en las primeras semanas. Ocurre porque el cuerpo agota el azúcar almacenado que a su vez libera agua en la sangre que se expulsa por la orina. Cuando los líquidos se eliminan, las sales se agotan. Mantente hidratado. El agua es lo mejor, pero el café y el té también ayudan, siempre y cuando no tengan mucha leche. Asegúrate de tener mucha sal para no experimentar efectos secundarios como mareo y cefalea. Puedes añadir sal marina a la comida y comer caldo de vegetales o huesos. También el magnesio y el potasio son sales importantes.

Si estás comiendo alimentos naturales y saludables como vegetales, lácteos, pescado, carne y nueces, no deberías tener problema para obtener el potasio y magnesio que necesitas.

Cambios en hábitos intestinales

La keto puede causar estreñimiento. Las bacterias intestinales necesitan adaptarse para ayudar en la digestión. Los hábitos intestinales usualmente mejoran en un par de semanas. Pero si no, asegúrate de estar ingiriendo suficiente fibra. Toma abundante agua y aumenta la ingesta de semillas, nueces, legumbres y vegetales fibrosos.

Pérdida de energía

La idea más equivocada tocante a la dieta keto es que la falta de glucosa dejará al cuerpo sin energía. Mantener constante la energía es más desafiante para una dieta convencional porque aquella fluctúa según el azúcar en sangre.

Comer menos carbohidratos no evita la montaña rusa del azúcar. Al entrar en cetosis el cuerpo empieza a sacar energía de sus reservas de grasa, y el hígado a producir la cantidad de glucosa necesaria.

Un menor consumo de hidratos de carbono le facilitará al organismo regular la energía y el nivel de azúcar. Podrías notar una baja de energía mientras te adaptas a la dieta; pero se irá en pocas semanas.

Pobre desempeño físico

Tu desempeño físico cae debido a niveles bajos de azúcar en sangre. Pero esto es solo al corto plazo, dado que el cuerpo terminará adaptándose. No obstante, si tienes que estar siempre muy por encima en términos de desempeño, te convendría adoptar la dieta cetogénica cíclica o la dirigida. Estos dos tipos te proveerán la energía para tus actividades físicas, y al mismo tiempo te permitirán cumplir la dieta keto.

Aparte de eso podrías experimentar calambres, constipación y palpitaciones. Pero no hay de que alarmarse. Son fácilmente remediables con una correcta hidratación y comiendo alimentos ricos en micronutrientes. De hecho indican que te estas adaptando al estado de cetosis.

Estos efectos colaterales generalmente son temporales.

Señales de que has alcanzado la cetosis:

- Mal aliento debido a la acetona.

- Boca seca y más sed por el efecto diurético de las cetonas.

- Orina abundante.

¿Qué debemos cuidar?

Es importante que le hagas seguimiento a tus cetonas para estar seguro que tu organismo está respondiendo bien a la dieta y para prevenir la ketoacidosis (niveles peligrosos de cetonas). Aunque en realidad esto último es poco frecuente.

No necesitas ir a un laboratorio a realizarte una prueba de cetonas ya que tú mismo puedes hacértela a través de un examen de orina con tiras reactivas, un analizador de aliento o un medidor de cetona en sangre.

Mantener la motivación

Comenzar una nueva dieta es excitante. Ves en la web todos los testimonios e imágenes de transformación y empiezas a imaginar cómo cambiará tu cuerpo. Adherirte a la keto hasta que forme parte de tu estilo de vida es desafiante. Si la cumples por unos pocos meses, verás resultados: más energía, claridad mental y pérdida de grasa corporal. He aquí algunas técnicas que te ayudaran:

1. Start small. It is tempting to go all in in the beginning. Your motivation will be high and we have a tendency to push ourselves to the limit. We think we have to cook all our meals at home instead of going out to eat. We

    1. Empieza poco a poco. Es tentador ir por todo al principio, ya que estamos muy motivados. Pensamos que tenemos que cocinar todo en casa en lugar de salir a comer, y que tenemos que inscribirnos en un gimnasio y entrenar durante horas de lunes a viernes. Esto hará que te estrelles y terminarás abandonando la dieta. La solución es proponerte pequeños cambios, fáciles de ejecutar. Si quieres cumplir toda la keto, comienza con el desayuno. No pases horas en el gimnasio cada día, sino solo 15 minutos 2 veces por semana. Empezar de a poco lo hará posible. Primero crea el hábito, luego aumenta una vez hayas ganado terreno.

    2. Come lo mismo. Mucha gente no persevera en la dieta porque buscan variedad cada día. Si se estresan o si les falla la fuerza de voluntad, simplemente van a un lugar de comida rápida. Pero si aprenden a comer las mismas comidas todos los días, disminuirán las posibilidades de saltarse el régimen ya que sabrán lo que comerán. Repite una y otra vez las mismas tres o cuatro comidas. Puedes variar los fines de semana.

    3. Lleva algo de comida contigo. No siempre tendremos a la mano alimentos keto. Podría ser a una reunión familiar o a una fiesta con tus colegas. La tentación estará en todas partes. La clave es controlar

tu ambiente. Lleva a donde vayas una fiambrera o bolso lleno de refrigerios keto. Si empiezas a sentirte tentado, come un poco. Esto te salvará de traicionar tu dieta.

4. Haz que el éxito sea gratificante. La mayoría de la gente sabe cómo bajar peso. Pero tener una verdadera razón para cambiar es la respuesta, no más información. Los refuerzos positivos ayudan. Trázate metas realistas como perder 10 libras en 30 días. Piensa en algo que hayas querido desde hace mucho, como viajar a un lugar al que nunca has ido o pasar un día en un spa. Solo podrás hacerlo si alcanzas tu meta de pérdida de peso.

5. No seas perfeccionista. Enfócate en el progreso, no en la perfección. No está mal una comidita no keto de vez en cuando. Muchísimos han renunciado a sus metas porque sienten que fallaron. Errar es de humanos. El verdadero fracaso es rendirse.

Consejos a largo plazo

No importa cuánto ames la dieta keto, hay reuniones familiares, fiestas y otros eventos que fácilmente desbaratarán tus mejores planes. Las vacaciones y los cumpleaños pueden ser particularmente difíciles, ya que te rodean dulces y platos apetitosos que te traerán recuerdos placenteros. Que familiares y amigos hayan preparado con cariño toda la comida también hará mucho más difícil tu compromiso con la dieta. Asimismo lo es preparar una comida distinta a la de tu familia. Te darás cuenta que cumplir la keto requiere mucho compromiso. La compra, preparación y almacenamiento de los alimentos pueden tomar muchísimo más tiempo que antes. Además es más costosa que una dieta alta en carbohidratos. Te presento algunos tips que te ayudarán a cumplir la keto a muy largo plazo.

Planifica con anticipación

Planificar con antelación es una estrategia para armonizar un horario apretado con un saludable plan alimenticio. Prepara tu lista de compras antes de ir a la tienda para que no olvides nada de lo que necesitas. Tener que hacer un segundo viaje puede costarte una hora o dos.

Asegúrate siempre de tener contigo alimentos keto, como nueces, trozos de vegetales, salsa de yogur y aguacates rebanados. Invierte en envases de comida que puedas meter en tu bolso. En un juego deportivo, reunión, día de compras, o en cualquier momento donde estés lejos de casa por varias horas, puedes sacar los envases y recargarte de alimentos keto.

Uno de los desafíos de la keto es que muchos alimentos tienen que comerse inmediatamente después de preparados. Unos huevos revueltos que hayan estado en el refrigerador por un par de días no son nada apetitosos. Busca recetas de comidas que puedan hacerse con antelación y comerse durante toda la semana. Por ejemplo curry, sopas y guisos. Agarra un día de cada semana para preparar platos que puedan refrigerarse y comer durante la semana. Todo esto te ahorrará mucho tiempo y te mantendrá en la senda, aun en tus días ajetreados.

Averigua que restaurantes locales tienen opciones keto en sus menús para que cuando salgas a comer, ya sepas qué ordenarás sin salirte de la dieta. Solo porque algo no está etiquetado como keto no significa que no lo sea. Una tortilla con queso está bien, siempre que no le añadas papas fritas o algo así. Si estás en un restaurante que no tiene nada que parezca keto, pide que te preparen algo basado en los ingredientes que aparecen en las otras comidas del menú. Por ejemplo, si algunas contienen aguacates, pepino y aderezo de aceite y vinagre, puedes pedir que te hagan una ensalada con esos ingredientes.

Aprovecha el servicio a domicilio

Comprar comida puede ser un engorro que lleva mucho tiempo, pero en la actualidad muchas tiendas ofrecen entregas a domicilio. Escoges vía online qué quieres y para cuando, luego pagas por allí mismo con tarjeta de débito o crédito. Esto te ahorrará muchísimo tiempo. Ten presente que ese servicio generalmente es más costoso que comprar directamente en la tienda. Si vives en una ciudad grande, seguramente habrá diferentes lugares que ofrezcan entrega a domicilio. Infórmate al respecto.

Permite que otros conozcan tu dieta

Antes de salir con amigos o visitar familiares, hazles saber que sigues la dieta keto. Diles que no esperas que te preparen alguna comida especial, pero que hay mucho que no puedes comer. Escoge restaurantes que sabes tienen opciones keto, de manera que todos disfruten la comida que pidan. ¡Y quién sabe si ellos también decidan seguir la keto!

Hazte amigo de personas que estén haciendo la dieta keto

Unirse a un grupo de seguidores de la keto puede ser genial para rendirse cuentas. Quienes ya han estado donde tú estás pueden darte consejos prácticos acerca de cómo tratar con los efectos indeseados de la keto, además sobre cómo manejar las vacaciones y esos emails de preocupación por parte de tus padres sobre los supuestos peligros de la dieta. También podrían darte recomendaciones sobre maneras de ahorrar dinero en las compras, y cocinar comidas keto por separado y distintas de las de tu familia.

Aunque no debas predicarles a tus amigos sobre la keto, algunos verán cuánto te ha beneficiado y querrán unirse. Puedes ponerlos en contacto con tus otras amistades que ya siguen la dieta y trabajar juntos como compañeros de rendición de cuentas.

Ejercítate regularmente

Los beneficios de hacer ejercicio son tan inmensos que resulta sorprendente que los doctores no lo prescriban en lugar de la medicación. Mejora la inmunidad y el flujo sanguíneo y la circulación, levanta el ánimo, incrementa el metabolismo, quema calorías y hormonas del estrés acumuladas tras eventos traumáticos o por causa de una vida muy agitada, depura el azúcar en sangre, alivia el estreñimiento, reduce la insulina, y la lista sigue y sigue. Una razón por la que los nutricionistas podrían oponerse a la dieta cetogénica es que no necesariamente incorpora el ejercicio.

La gente comúnmente adopta la keto como atajo hacia la pérdida de peso, en lugar de como componente de una vida saludable, la cual tiene que incluir ejercicio. Si adoptas esta dieta, debe ser para mejorar la salud, no solo por bajar peso. De hecho adelgazar es resultado de un mayor bienestar y salud.

Necesitas ejercitarte 4 veces por semana durante al menos 30 minutos. Ir a dar un buen paseo por la noche o trotar por la mañana son excelentes maneras de comenzar el ejercicio. Subir por las escaleras en vez de por el ascensor y estacionarse lejos de la tienda en vez de luchar por un lugar en primera fila son maneras sencillas de incorporar el ejercicio a tu vida diaria. Podrías meterte a un gimnasio o comprar para tu casa un equipo de ejercicios, pero no es necesario. La mayoría de la gente que se inscribe en un gimnasio o que compra algún aparato nunca se ejercita a no ser que ya esté entrenando desde antes.

La mejor manera de hacer del ejercicio una parte significativa y habitual de tu vida, es disfrutarlo. Escucha tus canciones favoritas mientras corres en la caminadora. Ve a caminar con tu familia o un amigo. Pronto te sentirás tan bien, física y emocionalmente, que querrás seguir ejercitándote tanto como puedas.

Planifica cenas keto con amigos

Tus amistades y/o tu familia no comprenden la dieta keto y frecuentemente te disuaden de seguirla. Tu mamá repetidamente te manda vía email artículos sobre los peligros de la dieta, y tu mejor amigo sigue tentándote con tus comidas favoritas ricas en carbohidratos para lograr que vuelvas a comer normalmente. No tienen ni idea por qué pasas tanto tiempo en casa preparando comidas grasosas. ¡Así que muéstrales!

Planifica veladas en las que prepares cenas keto a fin de que tus amistades y familiares prueben y conozcan. Pon a la vista los ingredientes y haz que te ayuden a hacer la cena. ¡Quizá queden gratamente sorprendidos de cuán deliciosa es la keto, y algunos hasta decidan unírsete!

Bebe mucha agua

Debido a que los alimentos con abundante agua que probablemente disfrutabas, como mangos y manzanas, ya no son componentes básicos en tu dieta, estás consumiendo mucha menos agua que antes. Adicionalmente, cuando estés empezando la keto, tus riñones tendrán que trabajar más duro para procesar toda la grasa que estás consumiendo, además de la glucosa y reservas de glucógeno que tu cuerpo está quemando. Tendrás que tomar mucha agua. Posiblemente necesitarás beber 1 onza por cada libra de peso corporal. Si pesas 160 libras, es probable que necesites 160 onzas de agua al día.

Practica el ayuno intermitente

El ayuno intermitente es la práctica de alternar días de comer y días de ayuno para obtener numerosos beneficios de salud. Activa los procesos de quema de grasa, mejora la claridad mental y te hace entrar en cetosis.

Cuando duermes en la noche entras de forma natural en estado de ayuno, porque no estás comiendo. El ayuno intermitente extiende dicho estado a todo el día. Algunos expertos prescriben el ayuno como preludio de la keto, mientras otros lo aconsejan para obtener el máximo provecho de la dieta. Esto es más fácil de lo que crees porque la keto reduce el apetito. Cuando ayunes, asegúrate de ingerir mucho líquido. Podrías complementar con aceite de coco y mantequilla para llegar a la cetosis.

Disminuye tus niveles de estrés

Muchos de nosotros llevamos vidas agitadas y estresantes. Estamos ocupados desde que nos levantamos hasta que nos acostamos, y cada vez nos exigen más. Quizá estés constantemente estresado por agradar a tu jefe, cuidar a tus hijos y/o padres ancianos, mantener el hogar, mantenerte al día con las cuentas, etc etc. El uso de teléfonos inteligentes nos mantiene continuamente conectados, lo cual puede significar que nuestro jefe espere que estemos siempre disponibles para responder correos electrónicos y llamadas telefónicas fuera de horario. Con la actual difícil economía, podrías estar trabajando muchas horas extras o incluso tener 2 trabajos (¡o más!) para tratar de mantenerte a flote. Digamos que el estrés es una epidemia a la que no eres inmune.

Los efectos del estrés pueden ser desastrosos para la salud. En respuesta a él, el cuerpo libera cortisol y adrenalina e induce una respuesta de lucha o huida. Muchos viven en un continuo estado de lucha o huida, e incluso son incapaces de apagar sus mentes para poder dormir en la noche. El cortisol hace que la grasa se acumule en el área abdominal, es decir donde más es perjudicial. El estrés también aumenta la presión arterial y el riesgo de otras enfermedades cardíacas. Vuelve a la gente irritable, perjudicando así sus relaciones interpersonales. Puede causar trastornos del humor, como depresión y ansiedad. El estrés crónico también puede conducir a problemas autoinmunes y digestivos, insomnio, problemas de la piel como eccema y acné, infertilidad y problemas cognitivos. También puede inhibir la cetosis porque las hormonas del estrés aumentan el azúcar en sangre y la insulina, y baja la producción de cetonas. Huelga decir que reducir el estrés es indispensable para mantener un estilo de vida saludable.

Piensa en lo que podrías hacer para disminuir el estrés. Quizá cambios importantes, como trabajar menos o buscar otro empleo. Pueden ser pequeños cambios, como reducir tus obligaciones financieras o apagar tu teléfono inteligente a ciertas horas. Muchos descubren que un consejero puede ayudarles grandemente a identificar las causas y lidiar con los efectos tóxicos del estrés.

Si estás atravesando un período particularmente estresante o incluso traumático, quizá la cetosis no sea aconsejable. Mejor haz una dieta baja en carbohidratos y alta en grasas, ejercítate regularmente y busca el apoyo de familiares, amigos, y posiblemente de un profesional.

Monitorea tu salud

Debido a que la dieta keto produce tantos cambios químicos en el metabolismo, debes vigilar los diferentes indicadores de salud. Puedes comprar tiras reactivas que miden la producción de cetonas a través del aliento, la sangre o la orina. La keto tiende a reducir los electrolitos, por lo que para asegurarte de tener la cantidad adecuada podrías conseguir un aparato que los mida. Debido a que el objetivo de esta dieta es suprimir, mediante la cetosis, el uso de glucosa para obtener energía, también deberías tener otro aparato para evaluar el nivel de insulina y azúcar en sangre. Ya que los diabéticos los utilizan habitualmente, dichos aparatos son muy asequibles.

Hay formas fáciles de saber si estás hidratado o no. Si tu orina es amarilla, turbia y tiene un olor fuerte, es probable que estés deshidratado. Aunque también podría significar que estás bebiendo suficientes líquidos pero poca agua, por lo que debes reducir el consumo de leche, café y té y reemplazarlos con agua. Otra prueba de hidratación es pellizcar tu brazo. Si la piel vuelve inmediatamente a su lugar, estás bien. Si se dobla o regresa lentamente a su posición original, estás deshidratado.

Implementada correctamente, la keto puede convertirse en un estilo de vida lleno de bienestar que durará toda la vida.

Errores que debes evitar

Ahora veamos los principales errores que cometen los seguidores de la keto, y las estrategias para evitarlos. Es útil tenerlos en cuenta aun si estás teniendo éxito en tu estilo de vida keto.

Error 1: Desconocer la cantidad de macros que necesitas

La cetosis es un fenómeno reversible. Mientras la grasa sea tu alimento principal y quemes cetonas para obtener energía, podrás controlar tu peso y tus niveles de azúcar en sangre. Cuando vuelves a los carbohidratos, o comes mucha proteína o poca grasa, el cuerpo vuelve a quemar azúcar para obtener energía.

Es por eso que una sostenible, permanente y óptima proporción de grasas, proteínas y carbohidratos es tan importante en la keto. La mayoría de la gente falla en esto.

<u>¿Entonces cuál es esa proporción óptima?</u>

Depende de tu cuerpo. Así que para mantenerte en cetosis te tocará determinar las cantidades adecuadas. Estos son los rangos recomendados:

- 60-75% de grasa.

- 15-30% de proteína.

- 5-10% de carbohidratos.

En general, la proporción depende de los siguientes factores:

- Índice de masa corporal.

- Edad.

- Porcentaje de grasa corporal.

- Nivel de actividad.

Si estás iniciando la dieta Keto es mejor restringir el consumo de carbohidratos a 20-30 gramos por día (1 naranja grande = 1 cerveza = 20 gramos de carbohidratos). La mayoría de la gente puede aumentar la ingesta de carbohidratos a 20-50 gramos por día, una vez haya adelgazado lo deseado y se halle en la fase de mantenimiento de peso. Para calcular tus proporciones exactas puedes buscar una calculadora keto.

Error 2: Mirar la báscula

Debes aceptar que la keto no es una dieta de choque, sino un cambio de vida. ¡Llegarás, mantén la calma y continúa!

Es normal que estando a dieta quieras pesarte regularmente para ver el progreso, pero en realidad esto no mide los resultados con precisión. Debes entender que el peso es solo un número, no una medida significativa y precisa de progreso, ni un indicador de pérdida de grasa o de condición física. Recuerda que aparte de que tu peso de agua puede fluctuar varias libras en un lapso corto, la báscula es una foto de lo sucedido las últimas dos semanas.

¿Cuál es la diferencia entre alguien que pesa 300 libras y un atleta que pesa lo mismo? Pesan lo mismo pero... ¿su composición corporal es igual?

Es importante comprender que perder grasa y perder peso son cosas distintas. Cuando alguien pierde grasa y gana musculo, especialmente quien recién ha comenzado a hacer ejercicio, la báscula mostrará el mismo peso.

Aunque la báscula no se mueva, éstos son indicadores de que vas por buen camino:

- Tu cinta métrica muestra que tu cintura se ha reducido.

- Tu ropa te queda más ancha, te ves más delgado y la gente que te rodea nota la diferencia.

- Tienes más energía y quieres hacer ejercicio después de llevar una vida sedentaria durante años.

- Tus indicadores de salud están mejorando.

- Tu índice de masa corporal disminuye.

- Tu enfoque mental mejora, y ya no te da modorra en las tardes.

Mide tus cetonas

Medir las cetonas es una buena manera de saber si estás en cetosis y quemando grasa almacenada. Se miden a través de equipos de análisis de orina y sangre, alcoholímetros y tradicionales técnicas de observación. Aunque depende de tu presupuesto e interés, la medición de cetonas te da más información, y por tanto control, durante la dieta.

Error 3: Adicción al azúcar

El azúcar es el mayor obstáculo para llevar un estilo de vida saludable. Por tanto, para una transición exitosa al modo de vida keto es absolutamente necesario eliminar completamente el azúcar. De hecho, la eliminación gradual de esta sola sustancia te hará más saludable que la mayoría de personas. Si quisieras sacar una sola lección de todo este libro, que sea la de eliminar completamente el azúcar.

En Estados Unidos el consumo medio de azúcar por habitante ha aumentado de 9 gramos en 1822 a 153 gramos en la actualidad. Nuestros organismos se han acostumbrado tanto al azúcar que es difícil pasar un día sin ella. Estar tan disponible y arraigada en nuestras vidas hace aún más difícil renunciar a las comidas dulces. Consulta la sección de recursos de este libro para ver 56 nombres diferentes para el azúcar utilizados por la industria de alimentos procesados para ocultar las cantidades de azúcar agregada a tus alimentos.

Entonces ¿qué es el azúcar? El azúcar es simplemente glucosa + fructosa (la parte dulce) y NO tiene:

- Grasas saludables

- Proteínas

- Vitaminas

- Enzimas

¿Por qué el azúcar nos hace comer más? El azúcar provoca una reacción en cadena en la que altos niveles de azúcar en sangre aumentan los niveles de insulina. Esta insulina, a su vez, dificulta que el cerebro reciba la señal de saciedad. Como resultado, el cerebro cree erróneamente que el cuerpo todavía tiene hambre, lo que lleva al consumo excesivo de alimentos y al aumento de peso.

Para superar los antojos de azúcar:

- Reduce la ingesta de carbohidratos: muchos carbohidratos aumentan el azúcar en sangre, lo que a su vez indica al cuerpo liberar insulina. Necesitas aumentar las proteínas y grasas buenas para superar esto. Las proteínas están formadas por aminoácidos, que son importantes para equilibrar las hormonas y los antojos de azúcar. Las grasas saludables son una fuente de energía y reducen los dolores de hambre y proporcionan sensación de saciedad.

- Planifica tus comidas con anticipación: cuando tienes hambre es difícil tomar decisiones racionales sobre lo que es mejor comer.

Planear por adelantado para incluir alimentos ricos en nutrientes te ayudará a reducir los cambios de apetito y los antojos de azúcar.

- En su libro The Mood Cure, la Dra. Julia Ross sugiere que los intensos antojos de azúcar se deben al estrés, la mala alimentación y la deficiencia de aminoácidos (al punto que tal vez la dieta por sí sola no sea la solución). Ella propone una suplementación a corto plazo con el aminoácido L-glutamina.

- Revisa tu despensa: mantenga los alimentos dulces fuera de la vista.

- Ten cuidado con el azúcar oculto: los alimentos bajos en grasa, sin azúcar y dietéticos contienen azúcar añadida o edulcorantes sintéticos para mejorar su palatabilidad. Adquiere el hábito de revisar las etiquetas de alimentos salados, jugos, salsas, aliños y condimentos. Te sorprenderás de cuántos contienen azúcar.

- Evita los edulcorantes artificiales: reemplazar el azúcar por un sustituto del azúcar creyendo que reducirá la ingesta de calorías y ayudará a perder peso es un mito. Estudios recientes han demostrado que, por el contrario, los edulcorantes artificiales mantienen los antojos de alimentos dulces y aumentan el apetito. Nuestro cuerpo aumenta la secreción de insulina anticipando que el azúcar aparecerá en el torrente sanguíneo. Cuando el cuerpo no recibe el azúcar, la insulina usa el azúcar existente en el torrente sanguíneo para obtener energía. Como resultado, los niveles de azúcar en sangre bajan y aumenta el hambre, llevando a un atracón descontrolado.

Error 4: Desequilibrio electrolítico

Los electrolitos son sales que fluyen en el torrente sanguíneo y llevan una carga eléctrica. Son esenciales para que las células funcionen correctamente, ya sea para regular la presión arterial, ayudar con la contracción muscular o con las funciones del sistema nervioso.

Es un hecho bien conocido que en la dieta keto la fase de transición inicial resulta en una pérdida significativa de agua. Con ésta se pierden minerales esenciales como el sodio y el potasio, lo que desencadena un desequilibrio electrolítico.

En comparación con una dieta convencional, con la Keto necesitarás aproximadamente tres veces más electrolitos. Éstas son las señales de un desequilibrio electrolítico:

- Inquietud, espasmos, dolores musculares y articulares.

- Palpitaciones y dificultad para dormir.

- Mareos y fatiga.

Los electrolitos importantes son:

Sodio:

Responsable de mantener el equilibrio líquido; ayuda en la contracción muscular y las señales nerviosas.

Fuentes de sodio: sal de mesa y sal rosa del Himalaya.

Magnesio:

Uno de los minerales más subestimados. Ayuda en el mantenimiento de un ritmo cardíaco estable, la formación ósea, la creación de ADN y ARN, y la función nerviosa y muscular.

Fuentes de magnesio: almendra, salmón, especias y vegetales de hoja.

Potasio:

Ayuda en la contracción muscular; regula las contracciones cardiacas y mantiene la presión arterial estable. El desequilibrio de sodio y potasio se produce cuando consumimos alimentos procesados cargados de sodio y pasamos por alto los vegetales ricos en potasio. Esto puede conducir a hipertensión, ataque cardíaco y accidente cerebrovascular.

Fuentes de potasio: aguacate, nueces y verduras de hoja oscura.

Calcio:

Además de ayudar con la formación y mantenimiento de huesos y dientes, el calcio ayuda con la división y coagulación celular, y la transmisión de impulsos nerviosos.

Fuentes de calcio: almendras, queso y brócoli.

Individuos sanos que no hacen mucho ejercicio obtienen su ingesta diaria de electrolitos de los alimentos que consumen. Sin embargo, si estás enfermo, en un día muy caluroso o en una dieta baja en carbohidratos, tu requerimiento electrolítico aumenta.

Error 5: Fobia a las grasas

Durante años nos han dicho que la grasa engorda. Algunas de las dietas más populares del mundo se basan en esta premisa. Este condicionamiento social nos hace rechazar inconscientemente la grasa.

Por ello para la mayoría de nosotros el azúcar y los granos han sido la fuente principal de calorías. Una vez que los eliminas de tu dieta, deberás reemplazarlos con otra fuente de energía. De lo contario sentirás hambre, cansancio y debilidad todo el tiempo y finalmente volverás a los carbohidratos.

Es importante saber que existen dos fuentes de energía: glucosa y cetonas. Una ingesta suficiente de grasa (60-75%) nos lleva a la cetosis. Pero si nuestro cuerpo no entra en cetosis, buscará energía en la glucosa; y la obtendrá de los carbohidratos o de las proteínas (a través de la gluconeogénesis). La keto propone una mezcla de omega 3, grasas saturadas y monoinsaturadas.

Diferentes tipos de grasa presentes en nuestros alimentos

Grasa saturada:

Son grasas estables, de larga vida útil y aptas para cocinar a llama alta. Ayudan a controlar la densidad ósea, el sistema inmunológico y los niveles de testosterona. Contrario a la creencia popular, su consumo no afecta al corazón.

Fuentes de grasa saturada: carne, huevo, mantequilla, ghee, manteca de cerdo, aceite de coco.

Grasa monoinsaturada:

Son líquidas a temperatura ambiente e ideales para preparar ensaladas en frío o para después de la cocción. Buenas para el corazón, ahora son una opción popular.

Fuentes de grasa monoinsaturada: aguacate, aceitunas y nueces (especialmente macadamia).

Grasa poliinsaturada:

Se dividen principalmente en omega 3 naturales y omega 6 procesados. Son inestables y frágiles, y no adecuadas para cocinar. Cuando se calientan reaccionan con el oxígeno para formar compuestos dañinos llamados radicales libres, que a su vez aumentan el riesgo de cardiopatías y cáncer. Consumir omega 3 es saludable, pero la mayoría de aceites poliinsaturados son altos en omega 6, el cual es perjudicial.

En teoría la proporción ideal de omega 6 y omega 3 es 1/1. Pero en realidad es mucho más alta (entre 10/1 y 20/1); así que no solo tenemos un problema de exceso de grasa poliinsaturada, también una desproporción entre dichos omegas.

Fuentes saludables de omega 3: salmón silvestre, nueces, aceite de hígado de bacalao fermentado, nueces de macadamia y carne de pasto.

Grasas trans:

Es considerada el peor tipo de grasa. Son grasas insaturadas que se encuentran principalmente en alimentos procesados en los que se agrega hidrógeno al aceite vegetal líquido para solidificar la grasa a temperatura ambiente. Este aceite parcialmente hidrogenado aumenta la vida útil de alimentos procesados. Están asociadas a enfermedades del corazón y tienen un efecto adverso sobre los niveles de colesterol.

Aléjate de productos cuya etiqueta tiene palabras como "grasas trans" o "hidrogenado". Vale señalar que en Estados Unidos cualquier producto que contenga menos de 0,5 gramos de grasas trans puede etiquetarse como 0 gramos. Estas grasas trans ocultas aumentan rápidamente si consumes varias raciones.

Alimentos ricos en grasa para incluir en tu dieta

- Aguacates: a diferencia de la mayoría de las frutas, está cargado con ácido oleico. Éste es el principal ácido graso en el aceite de oliva y está relacionado con la buena salud. Es una gran fuente de potasio y fibra, y ayuda a reducir los triglicéridos.

- Queso: está hecho de la leche de animales alimentados con pasto. Es buena fuente de nutrientes, ya que es alto en grasas saturadas, omega 3, proteínas y aminoácidos.

- Huevos enteros: son uno de los alimentos más ricos en nutrientes. Están llenos de vitaminas y minerales.

- Cortes grasos de carnes y pescados: incluye cortes grasos de animales alimentados con pasto. Evita pechugas de pollo o carne magra a las que se les haya eliminado la grasa. Consume salmón, sardina, caballa y trucha. Si no puedes comer pescado, considera un suplemento como el aceite de hígado de bacalao, que contiene omega 3 y vitamina D.

- Nueces: están cargadas con proteína, vitamina E, magnesio y grasas saludables. Consumidas moderadamente son una gran opción para agregar a una comida. Las almendras son una opción saludable.

- Semillas de chía: ricas en fibra y ácidos grasos omega 3. Pueden ser una adición útil.

- Aceite de oliva extra virgen: rico en vitamina E, K y antioxidantes. Éstos mejoran la salud cardiovascular, disminuyen la presión arterial, combaten la inflamación y protegen las partículas LDL de la oxidación.

- Aceite de coco: contiene 90% de ácidos grasos saturados, convirtiéndolo en la fuente más rica de grasa saturada.

- Mantequilla y Ghee (mantequilla clarificada): la mantequilla ha sido demonizada por mucho tiempo, pero la de hierbas es buena. Además de vitamina A, E y K2, contiene ácido linoleico conjugado (ALC) y butirato. El ALC ayuda a reducir el porcentaje de grasa y el butirato mejora el intestino y combate la inflamación.

- La manteca de cerdo, el sebo y la grasa de tocino de animales ecológicos son una excelente opción para cocinar y son altas en grasas saludables saturadas y monoinsaturadas.

Error 6: Exceso de carbohidratos

Mucho se ha dicho de los carbohidratos. Pero reitero que debes estar consiente de tu tolerancia a los carbohidratos. Un atleta posiblemente tenga mayor tolerancia a los carbohidratos que alguien sedentario. Al comenzar la keto la ingesta de carbohidratos no debe exceder los 20 gramos.

Deshacerse de los carbohidratos funciona a corto plazo, pero siempre llega el momento en que ansiamos el almidón. La tentación de comernos esa pequeña rebanada de pan puede ser abrumadora.

Pero te advierto de nuevo: la cetosis es reversible y puede romperse fácilmente con solo ese pequeño pedazo. Y no solo eso, una vez comienzas a comerlo, tu insulina sube, haciendo estragos en ti. Te mostraré cómo una dieta alta en carbohidratos nos afecta fisiológicamente.

¿Por qué la recomendación tradicional de "comer menos y ejercitar más" no es la solución? Esa frase proviene de la dieta calorías entran calorías salen (CICO, por su acrónimo en inglés), la cual fracasa en el mundo de la compleja fisiología humana. CICO ignora por completo el funcionamiento del cuerpo humano y ha llevado a muchos a desistir de perder peso.

Los defensores de CICO creen que Calorías entran = Calorías salen + Grasa almacenada. Es decir la cantidad de grasa almacenada depende de la cantidad de calorías que consumimos menos las calorías gastadas en funciones corporales y ejercicio. ¡Nada más lejos de la verdad!

El cuerpo humano no tiene manera de medir calorías, pero sí de regular la grasa. La insulina controla cuánta energía gastamos y cuánta grasa almacenamos.

Cuando comemos, la insulina aumenta y el cuerpo comienza a almacenar grasa. Y las calorías de carbohidratos elevan más la insulina que la cantidad equivalente de calorías de grasa. Por eso en la fisiología humana una caloría ≠ otra caloría. Cuando paramos de comer, la insulina disminuye y el cuerpo deja de almacenar grasa. A medida que el ayuno continúa, el cuerpo comienza a quemar grasa almacenada.

De ahí que las dietas convencionales (altas en carbohidrato y bajas en grasa) fallen. En otras palabras, a causa de los altos niveles de insulina en las dietas basadas en carbohidratos, la grasa se almacena continuamente. Entonces si estás consumiendo menos calorías en general, los niveles de insulina se mantendrán altos debido al consumo de carbohidratos, y el almacenamiento de grasa continuará. Irónicamente, el aumento de peso continúa y con mayor apetito.

Pero en una dieta baja en carbohidratos y alta en grasas (LCHF, por sus siglas en inglés), los niveles de insulina son más bajos. De modo que cuando consumes calorías de alimentos a base de grasa, una parte de tus necesidades energéticas será cubierta con grasa corporal almacenada. Por eso seguir una dieta LCHF es más efectiva para perder grasa, ya que tu apetito disminuye con una constante reducción de grasa corporal.

Error 7: Beber en exceso

La dieta keto no significa el final de tu vida social. Claro que puedes tomar, pero responsablemente. Por favor recuerda que si sabe dulce, probablemente tenga alto contenido en azúcar, y por tanto deberías abstenerte.

Tendrás que vigilar qué bebes y cuánto. Evita particularmente la cerveza y el vino porque contienen muchos carbohidratos y azúcar. Tu organismo metabolizará el alcohol antes que otras fuentes de energía, ya que no puede almacenarlo. Aunque consumirlo no te sacará completamente de la cetosis, seguramente dilatará la consecución de tus objetivos, ya que cuando quemas alcohol para obtener energía, eres incapaz de metabolizar la grasa almacenada.

Recuerda beber mucha agua entre los tragos. La keto reduce tu nivel de tolerancia al alcohol, así que debe haber un intervalo suficiente entre los tragos.

Error 8: Importancia de las proteínas

Al igual que muchos de nosotros, ¿crees que la keto se trata de reducir los carbohidratos y aumentar las grasas?

Mucha gente pierde peso solo disminuyendo los carbohidratos. En cambio otros más resistentes metabólicamente, consumen menos de 20 gramos de carbohidratos por día, y aun así continúan engordando. En tales casos vale la pena mirar la ingesta de proteínas.

Prestamos poca atención a la cantidad de proteínas necesarias para estar en cetosis. Y hasta pasamos por alto que el cuerpo no puede por sí mismo producir proteínas, las cuales son imprescindibles para desarrollar y reparar tejidos.

¿Qué es la gluconeogénesis?

Es un proceso metabólico esencial en el que el cuerpo produce glucosa a partir de fuentes no carbohidratos, p.ej. aminoácidos. Sin la gluconeogénesis probablemente no sobreviviríamos mucho tiempo, especialmente si estamos sin comer, ya que nuestro cuerpo necesita un flujo constante de glucosa para mantener el cerebro y los glóbulos rojos en funcionamiento.

Cuando consumimos más proteínas de las necesarias, el excedente se convierte en glucosa. Esta glucosa excede los requerimientos mínimos del cuerpo, dando como resultado un aumento de peso.

Ingesta óptima de proteínas:

Hay varias teorías sobre cómo calcular la ingesta ideal de proteínas. Una es multiplicar tu peso en libras por 0,6 y 1,0. Esto te da tu ingesta ideal en gramos. Otra forma más fácil es elegir una cantidad de proteínas mientras mantienes los carbohidratos por debajo de 20 gramos, y observar cómo te va. Si aún no das con el punto óptimo, sigue bajando las proteínas hasta alcanzarlo.

Vale la pena señalar que cuando estás buscando tu cantidad ideal de proteínas, debes mantener bajos los carbohidratos y consumir suficientes grasas monoinsaturadas y saturadas para obtener la tan necesaria saciedad.

Si estás luchando con tu peso debido a que eres más susceptible a las proteínas, evita cortes de carne muy magros como pechuga de pollo, ya que eleva el azúcar en sangre y ganarías peso por el exceso de proteína. Por otro lado, los cortes de carne con grasa saturada reducirán automáticamente tu ingesta de proteínas y ayudarán a que bajes de peso.

Error 9: Dejarse engañar por productos falsos

¿No sería fantástico si pudiéramos comer pan, pasta y chocolate, y aun así perder peso rápidamente sin sentir hambre o sin padecer todas esas enfermedades asociadas al azúcar?

Hay un montón de empresas turbias que prometen lo imposible. Un excelente ejemplo es la pasta baja en carbohidratos de Dreamfields, que sabe a pasta común. Está hecha de casi puro almidón, pero el fabricante afirma que nuestro cuerpo no absorbe los carbohidratos, ya que su pasta está protegida por una "fórmula patentada en trámite".

Esa afirmación es completamente falsa porque dicha pasta eleva el azúcar en sangre como cualquier otra. Varias investigaciones demostraron que la pasta era como las demás, y Dreamfields tuvo que pagar una multa de 8 millones de dólares por haber mentido. Pero para ese momento había vendido su pasta falsa durante 10 años.

Hay muchos ejemplos similares de productos falsos. Carbzone es una empresa que dice vender productos bajos en carbohidratos. Afirma que su tortilla hecha de trigo integral lo es; sin embargo, se demostró que contenía 3 veces más carbohidratos que lo indicado en la etiqueta. Incluso las galletas de chocolate bajas en carbohidratos de la compañía Atkins a menudo contienen alcohol de azúcar como el maltitol, que según el fabricante no aumenta el azúcar en sangre. Sin embargo, esta afirmación no tiene mérito dado que alrededor de la mitad de las galletas sí la aumenta. Los fabricantes omiten los alcoholes de azúcar del conteo de carbohidratos netos para poder comercializarlos como bajos en carbohidratos.

En resumen, no te dejes engañar por productos falsos. Si saben a pan, pasta o chocolate, es porque son pan, pasta y chocolate.

Problemas con el estilo de vida

Algunos seguidores de la keto enfrentan desafíos respecto al estilo de vida. A continuación los veremos, junto a las mejores maneras de abordarlos.

La keto en el presupuesto

Algunos se preocupan por el costo de hacer la dieta cetogénica. Pero una vez comiences, descubrirás que tu gasto mensual en alimentos irá disminuyendo. Las razones son las siguientes:

1. No comprarás ingredientes procesados, sino básicos.

2. Cuando entres en cetosis notarás que la saciedad llega mucho antes y comerás menos. Ésta es otra señal de que estás en cetosis.

Un mercado de verduras es un buen lugar para comprar ingredientes frescos. Encontrarás buenas ofertas al tiempo que estarás apoyando dicho lugar. Además aprenderás más sobre alimentos al estar en contacto directo con los productores.

Comer fuera:

Comer en un restaurante puede parecer abrumador cuando recién inicias la keto. Pero si sigues unas simples reglas no será difícil.

Trata de atenerte a la carne, productos lácteos y vegetales que no vienen con arroz, pasta o pan. Bistec con ensalada es una buena opción, así como ensalada con queso o carne añadida. Otras buenas opciones son pescado o marisco con vegetales no almidonados.

Solo asegúrate de que estén con aceite de oliva en lugar de aliños, porque pueden ser altos en azúcar. También recuerda que puedes personalizar tu pedido, por ejemplo que no le agreguen salsas; ¡no temas pedir! También vale la pena preguntar si tienen platos keto/paleo/LCHF.

Comiendo con amigos y familiares

Es posible que tus amigos y tu familia no entiendan la dieta keto y quieran que comas lo mismo que ellos, especialmente si esa era la costumbre. Puede que no cambien de opinión al tu explicarles los principios de la keto, pero recuerda que solo tú decides qué comer. ¡Quizá tu pérdida de peso y tu energía renovada logren convencerlos!

Conclusión

Debido a que la dieta keto puede ser difícil de mantener, deberías adoptarla lentamente. El primer paso es hacer una transición gradual, en lugar de empujar tu cuerpo al límite. Por lo tanto, no abandones drásticamente los alimentos que solías comer, hazlo de manera progresiva.

El segundo paso es entrar de lleno y esperar que empiecen a verse los resultados. Ahora, si la dieta no te funciona, no te preocupes. Nuestros cuerpos son diferentes, y responden de manera distinta a cada dieta. Si no has perdido peso después de hacer la dieta durante un tiempo considerable, consulta a tu médico.

Recuerda mantenerte motivado y decirte a ti mismo la razón de lo que haces. Puede ser difícil eliminar de tu vida todos los carbohidratos, pero siempre habrá técnicas simples a tu disposición para mantener la motivación. Tómate fotos cada cierto tiempo para observar mejor el progreso; te servirá para mantenerte en el camino.

Finalmente, si disfrutaste este libro, me gustaría pedirte un favor: ¿Serías tan amable de dejar un comentario sobre el libro en Amazon? ¡Estaría muy agradecido!

¡Gracias y buena suerte!

www.ingramcontent.com/pod-product-compliance
Lightning Source LLC
Chambersburg PA
CBHW051214250726

48655CB00006B/2398